Dr. 大塚式 4ステップ診断法 でマスターする

血液ガスドリル

著 **大塚 将秀** 横浜市立大学附属市民総合医療センター 集中治療部

総合医学社

はじめに

―「血液ガス・酸塩基平衡」で 悩めるすべての方へ―

　「血液ガス」は，呼吸の勉強を始めて最初に直面する関門の一つです．特に酸塩基平衡が難しいという声を耳にします．化学式や数式が出てくるので，苦手だった高校の化学や数学を思い出して暗い気分になるからかもしれません．確かに酸塩基平衡は化学の理論そのものですが，コツさえわかれば誰でも習得可能です．

　本書は，過去に血液ガスや酸塩基平衡を勉強しようと思ったけれど挫折してしまった方，今まさに勉強中だけど理解が進まない方を対象に，勉強のコツをお伝えするために作成しました．マスターしてほしいテーマごとに項目を設け，そこで知識の習得が完結する構成としました．まず虫食い状にキーワードを隠した文章が出てきます．穴埋め部分がスラスラと解答できるなら，その項目は理解できています．次の項目に進んでください．もし自信がないときは，「解説」を読んでください．

　「第4章　酸塩基平衡の診断」では，独自に開発した4ステップ診断法を解説しています．これが診断のコツです．試してみてください．確認問題では，誤ってたどり着いた診断ごとに，「間違いポイント」を詳しく分析しています．間違えるポイントはだいたい決まっています．なかなか正解にたどり着けない方は，ぜひ参考にしてみてください．

文章が中心の一般的な解説書だと，内容が頭に入らないまま読み進めてしまうことや，なんとなくわかった気分になってしまうことがあります．本書で採用した**ドリル形式**は，内容をしっかり理解していないと読み進められないので，<u>自分の弱点に気付くことができます</u>．結果的として，きちんとした知識を短時間で身につける効果が期待できます．なお，本ドリルは副教材で，教科書ではありません．気楽に読み進められるように<u>化学式や数式はできるだけ使わず</u>，難しい説明も省きました．本書を手に取られた方は，系統的に記述された教科書を1冊はお持ちでしょう．本書の各項目の解説を読んでもよくわからないときは，それらを参考にしてみてください．

　最初から順に読むことをお勧めしますが，多くの項目は独立しているので，知りたいテーマをピンポイントで拾い読みすることも可能です．本ドリルを，血液ガス・酸塩基平衡で悩めるすべての方々に贈ります．

2024年3月

大塚 将秀

目　次

第 4 章　　酸塩基平衡の診断

第 5 章　　臨床と結びつけよう

第 6 章　　データがおかしいとき

第 7 章　　練習問題

略語・記号・化学式一覧

PaO_2 .... 動脈血酸素分圧

$PaCO_2$ .... 動脈血二酸化炭素分圧

SaO_2 .... 動脈血酸素飽和度

SpO_2 .... パルスオキシメータで測定した酸素飽和度

F_IO_2 .... 吸入気酸素分画

BE .... ベースエクセス,余剰塩基

O_2 .... 酸素

CO_2 .... 二酸化炭素

H_2O .... 水

H^+ .... 水素イオン

OH^- .... 水酸化物イオン

HCO_3^- .... 炭酸水素イオン,重炭酸イオン

H_2CO_3 .... 炭酸

$H_2PO_4^-$ .... リン酸イオン

Na^+ .... ナトリウムイオン

K^+ .... カリウムイオン

Cl^- .... 塩化物イオン

HCl .... 塩酸

ATP .... アデノシン三リン酸

ADP .... アデノシン二リン酸

NAD .... ニコチンアミド・アデニン・ジヌクレオチド

第 1 章

血液ガスの基礎

この章では血液ガス分析の基礎を学びます．血液ガス分析の定義・単位・記号などの知識を整理して，血液ガス診断を円滑に行う準備をします．早く酸塩基平衡診断の勉強に進みたい気持ちはわかりますが，基礎から確実に理解を深めてください．

血液ガス分析ではいろいろな記号が使われます．記号が苦手な方は，「5 呼吸生理学で使用される記号」をじっくり読んでください．

1 血液ガスとは

　血液に溶けている気体のことを血液ガスといいます．大気中に存在する窒素や（Q1　　　　　）のほか，体内で産生される（Q2　　　　　　　）などが含まれます．これらのうち窒素は代謝に関与しないので，呼吸生理学では（Q1）と（Q2）を主な対象とします．

解　説

　ヒトを含めて陸上で生活する動物の血液には，地球の大気成分の気体が含まれています．大気の78％と最も大きな割合を占めるのは窒素ですが，窒素は体内で利用されず代謝も受けないので，検査の対象とはしません．ヒトを含むほとんどの動物は，酸素を利用して生み出したエネルギーを活動源としています．したがって，血液中や体内の酸素の状態は，生命維持に直結する重要な問題になります．大気中の二酸化炭素は0.04％程度と非常に低濃度ですが，体内の代謝で産生されるため血液中には多く存在しています．この二酸化炭素を適切に排泄できているかどうかも体内の恒常性を保つうえで重要です．

A1.　酸素　　A2.　二酸化炭素

2 血液ガス分析とは

　血液ガス分析とは，血液中に溶解している重要な気体成分である（Q1　　　　）と
（Q2　　　　　　　）の分圧を測定することです．このうち（Q2）は血液の酸性度に大
きく影響します．（Q2）と並んで（Q3　　　　　　　　　）も血液の酸性度に影響を
与える重要な因子です．血液の酸性度は体内の代謝に大きな影響を与えるため，血液ガス
分析では（Q4　　　　）も同時に測定します．（Q3）は（Q2）と（Q4）から計算で求め
ます．

　つまり，血液ガス分析とは（Q1），（Q2），（Q4）を測定し，（Q2）と（Q4）から（Q3）
を計算することと定義されます．

解　説

　本来の血液ガス分析は，血液中の気体成分のうち生理学的に重要な酸素と二酸化炭素の
分圧を測定することでした．このうち，二酸化炭素は炭酸水素イオンとともに血液のpH
を変化させ，代謝に大きな影響を与えます．二酸化炭素分圧と炭酸水素イオン濃度とpH
の間には一定の関係があるので，どれか2つがわかれば残りは計算で求められます．そこ
で，測定が簡単なpHを実測して炭酸水素イオン濃度を計算で求め，体内環境を把握する
検査として確立させたものが血液ガス分析です．なお，炭酸水素イオンは重炭酸イオンと
もいいます．

A1. 酸素　　A2. 二酸化炭素　　A3. 炭酸水素イオン または 重炭酸イオン（HCO_3^-）　　A4. pH

3 動脈血の血液ガス分析を行う意義

　動脈血の酸素分圧は，（Q1　　　　）の酸素取り込み能力の指標であるとともに，全身の（Q2　　　　　　　　）に送り届ける酸素の指標として重要です．動脈血の二酸化炭素分圧は，全身の（Q2）で産生された二酸化炭素が（Q1）で適切に排泄されているかどうかを確認するために重要です．炭酸水素イオン濃度とpHは，二酸化炭素分圧と合わせて血液の（Q3　　　　　　）を評価できます．（Q3）は，全身の代謝環境の評価に重要です．

　全身の（Q2）で酸素が不足すると，代謝で発生する（Q4　　　　　　）が処理できず，血液のpHが低下します．これが遷延すると，（Q5　　　　　　）の血中濃度が上昇します．

解　説

　最近の血液ガス分析装置では，酸素分圧・二酸化炭素分圧・pH・炭酸水素イオン濃度のほかに，ヘモグロビン・電解質・ラクテート・グルコースなどの濃度が同時に測定できます．

　酸素は肺で取り込まれて全身に送られ，ブドウ糖などのエネルギー基質と反応してエネルギーを産生します．動脈血のガス分析で測定される酸素分圧は，肺の酸素取り込み能力の評価とともに，全身への酸素供給が十分かどうかを確認するために重要です（**図1**）．細胞で酸素が不足すると，水素イオンが処理できずに血液のpHが低下します（**図2**）．酸素不足でブドウ糖の代謝が阻害されると，中間産物であるラクテートが産生されます（**図3**）．pHそのものは体内の代謝環境に直接影響を与える重要な因子です．pHに異常がある場合は，二酸化炭素分圧と炭酸水素イオン濃度を評価すれば原因が分析できます．代謝で産生された二酸化炭素は肺で排泄されます．肺を通った後の動脈血で二酸化炭素分圧を測定すれば，肺での二酸化炭素排泄状況の適否を確認できます（**図1，2**）．

A1. 肺　　**A2.** 組織 または 細胞 または ミトコンドリア　　**A3.** 酸塩基平衡　　**A4.** 水素イオン　　**A5.** ラクテート または 乳酸イオン

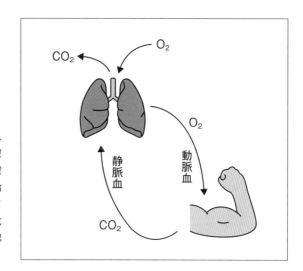

図1　動脈血で血液ガス分析をする意義
酸素は肺で取り込まれ，全身の組織に送られる．吸入する酸素濃度と動脈血酸素分圧を比較すれば，肺の酸素取り込み能力を評価できる．動脈血の酸素分圧・酸素飽和度を維持することは，全身への十分な酸素供給の必要条件である．二酸化炭素は全身の組織で産生され，肺で排泄される．肺を通った後の動脈血の二酸化炭素分圧で，二酸化炭素排泄に支障がないことを確認できる．

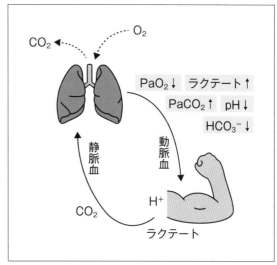

図2　組織の低酸素症・二酸化炭素排泄障害があるときの動脈血液ガス分析値の変化
末梢組織の低酸素症（ハイポキシア）があると，糖代謝が不完全になってラクテートが産生される．ミトコンドリアでH^+が処理できないため，pH・HCO_3^-濃度が低下する．このときに，動脈血酸素分圧（PaO_2）が低下していれば，低酸素血症がハイポキシアの原因と推定することもできる．肺での二酸化炭素排泄障害があれば，動脈血の二酸化炭素分圧（$PaCO_2$）が上昇する．

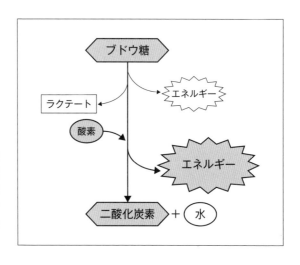

図3　ブドウ糖の代謝とエネルギー産生
ブドウ糖は，酸素の存在下で完全に分解されると二酸化炭素と水になり，大きなエネルギーを生み出す．酸素がないと，反応は途中から進まなくなり，中間代謝産物のラクテート（乳酸イオン）となる．この反応でもエネルギーは作られるが，その量は酸素があるときの1/19に過ぎない．

4 分圧とは

　血液中の酸素や二酸化炭素の量は（Q1　　　　）で表し，その単位には（Q2　　　　）が用いられます．

解　説

　物質の量の表し方には，重量・質量・体積・濃度などさまざまなものがあります．単位もg・kg・mL・L・cm^3・％といろいろです．血液中の酸素や二酸化炭素の量は，一般に分圧という概念を用いて表現します．単位は圧力の単位であるmmHgを用います．Torrも使われますが，臨床では同義と考えて構いません．

　分圧は，複数の気体が混合している場合に，それぞれの気体の量・比率を表す指標として考案されました．ある容器の中に2種の気体AとBが入っていて，その圧力が760 mmHgだったとします．このとき，Aの分子数とBの分子数が同数の場合，AとBの分圧はそれぞれ380 mmHgといいます．Aの気体が作る圧力が380 mmHg，Bの気体が作る圧力が380 mmHgで，合わせて760 mmHgという意味です．全圧力に対して，それぞれの気体が作る圧力が分圧です．分子数の比が3：1だったら，Aの分圧は570 mmHg，Bの分圧は190 mmHgになります．分圧は存在する気体分子の数の比率に比例します（**図4**）．

　なぜこのような指標を用いるかというと，気体分子は分圧の高いところから低いところに移動する点と，気体とそれに接する液体（例えば肺胞内のガスと毛細血管の血液）の間も分圧の差に応じて移動するという点が生理学の研究において便利だったからです．

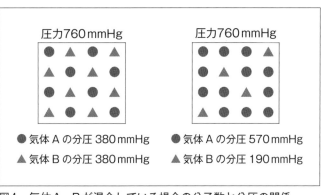

図4　気体A・Bが混合している場合の分子数と分圧の関係

A1. 分圧　　**A2.** mmHgまたはTorr

5 呼吸生理学で使用される記号

　呼吸生理学ではいろいろな記号が使われます．動脈血酸素分圧は（Q1　　　　　），動脈血二酸化炭素分圧は（Q2　　　　　），動脈血酸素飽和度は（Q3　　　　　），パルスオキシメータで測定した酸素飽和度は（Q4　　　　　），吸入気酸素分画は（Q5　　　　　）と表します．

解　説

　呼吸生理学では，いろいろな部位の物質の濃度や量を効率良く表現するために記号を用います．はじめは大変ですが，慣れてしまえば便利なのでぜひ身につけてください．

　記号の表現にはルールがあり，それを知っておくと理解が早まります．記号は3つの部分に分割できます．1文字目と2文字目と3文字目以降です．1文字目はアルファベットの大文字で，圧や飽和度など何の指標かを示します．圧ならpressureのP，飽和度ならsaturationのS，分画ならfractionのFとなります．2文字目は生体内の場所を表します．動脈ならばarteryのa，静脈ならばveinのv，吸気ガスならばinspiratory gasのIとなります．血液などの液体では小文字，吸気や肺胞気などの気体では大文字を用いますが，1文字目と区別するために小さく書きます．パルスオキシメータでの測定値にはpを用いますが，pの語源には諸説あります．呼気終末（end-tidal）のetのように，例外的に2文字用いる場合もあります．3文字目以降は，対象となる物質を化学式で表します．酸素はO_2，二酸化炭素はCO_2です．これらを組み合わせて，動脈血酸素分圧はPaO_2，動脈血二酸化炭素分圧は$PaCO_2$，パルスオキシメータで測定した酸素飽和度はSpO_2，血液ガス分析装置などで測定した動脈血の酸素飽和度はSaO_2，吸入気酸素分画はF_IO_2となります．酸素濃度の場合は40％のようにパーセント表記にしますが，F_IO_2では0.4のように小数で表わした割合で示します．

表1　呼吸生理学で使用される記号の例

	動脈血二酸化炭素分圧 $PaCO_2$	静脈血酸素飽和度 SvO_2	吸入気酸素分画 F_IO_2
指標	Pressure（圧）	Saturation（飽和度）	Fraction（分画）
場所	artery（動脈）	vein（静脈）	Inspiratory gas（吸気ガス）
物質名	CO_2（二酸化炭素）	O_2（酸素）	O_2（酸素）

A1. PaO_2　　**A2.** $PaCO_2$　　**A3.** SaO_2　　**A4.** SpO_2　　**A5.** F_IO_2

第 2 章

酸素化の評価

　ヒトを含む多くの動物にとって，酸素は生存に必須の物質です．血液ガス分析では酸塩基平衡に注目しがちですが，酸素に関する評価も重要です．この章では，体内の酸素の流れを中心に，酸素の重要性や酸素欠乏の評価を学びます．

1 酸素の重要性

　酸素は，さまざまな物質と結合して大きな（Q1　　　　　　　　）を放出します.

　ヒトは，エネルギー源を分解したときに生じる（Q1）を利用して活動しています. 代表的なエネルギー源であるブドウ糖からは，酸素がなくてもわずかな（Q1）を得られますが，酸素があると大量の（Q1）を得ることができます.

　ブドウ糖は，酸素の存在下で完全に代謝されると，（Q2　　　　　　　　）と水になります.（Q2）は呼気から大気中へ排泄されます. もし酸素がなければ，中間代謝産物である（Q3　　　　　　　　）で反応が止まります.（Q3）は肺から排泄できないので体内に蓄積することになります.

　効率良い（Q1）産生に加え，代謝産物の処理の点でも酸素がないとヒトは生存できません.

解 説

　地上で生きる動物のほとんどは，酸素の恩恵を受けて生きています. 酸素は，反応性に富んだ特殊な物質です. さまざまな物質と結合する力が強く，その反応時に莫大なエネルギーを放出します. このエネルギーで動物は活動しています. ヒトの代表的なエネルギー源であるブドウ糖からは，酸素がないときに比べて酸素が存在すると19倍のエネルギーを得ることができます.

　地球が誕生したとき，酸素は大気中にほとんどありませんでした. 長い時間をかけて，植物が光合成で作り出しました. 大気中の酸素濃度の上昇は，動物の大型化や活発な活動性に大きく寄与しています.

　ブドウ糖の最終産物は二酸化炭素です. 二酸化炭素は気体なので，肺から大気に放出できます. しかし，酸素がないと二酸化炭素まで分解が進まず，中間代謝産物のラクテート（乳酸イオン）で反応が止まってしまいます. 気体でないラクテートは肺から排泄できず，蓄積して体内環境を大きく悪化させます. もし，太古の時代に酸素がない状態で動物が生存することを迫られていた場合は，ラクテートを効率よく処理・排泄する何らかのシステムの獲得が必須でした（p.5 **図3**）.

A1. エネルギー　　**A2.** 二酸化炭素　　**A3.** ラクテート または 乳酸イオン

2 体内の酸素の流れ

　酸素は大気中から取り込まれます．大気中の空気は，気道を通って（Q1　　　　）に達します．これを（Q2　　　　）といいます．（Q1）内の酸素は，肺間質にある毛細血管内の血液に移動します．これを（Q3　　　　）といいます．血液中に移動した酸素のほとんどは，（Q4　　　　）の中の（Q5　　　　　　）と結合します．血液は，循環系の働きで全身の組織に運ばれます．酸素は末梢組織で（Q5）から離れて組織液を経由して細胞内に達し，最終的には（Q6　　　　　）で水素と反応してエネルギーを生み出します．（Q1）から（Q6）まで，酸素は分圧の高いほうから低いほうへ受動的に移動します．

解 説

　エネルギー産生で重要な役割を果たす酸素は，外界の大気から取り込まれて全身の細胞内のミトコンドリアで水素と反応します．外界から肺胞までは換気運動で取り込まれます．肺胞では，肺胞内のガス→肺胞上皮細胞→肺間質→血管内皮細胞→肺毛細血管血と分圧勾配に従って移動し，赤血球内のヘモグロビンと結合します．酸素と結合したヘモグロビンは，血液とともに循環系の働きで全身の組織に運ばれます．末梢組織の酸素分圧は低いので，酸素はヘモグロビンから離れて，間質→末梢組織の細胞→細胞内のミトコンドリアへと移動します．

A1. 肺胞　　A2. 換気　　A3. ガス交換　　A4. 赤血球　　A5. ヘモグロビン（Hb）　　A6. ミトコンドリア

3 酸素化障害と低酸素血症と低酸素症

　肺で酸素を取り込む能力が低下していることを（Q1　　　　　　　　）といいます．動脈血の酸素分圧が60 mmHg未満に低下していることを（Q2　　　　　　）といいます．酸素を消費する場である（Q3　　　　　　　　）で酸素が不足している状態を（Q4　　　　　　　　　）といいます．肺の疾患は（Q1）を生じます．（Q1）は（Q2）を生じ，（Q2）は（Q4）を生じ，（Q4）は細胞内のエネルギーを枯渇させて細胞の機能低下・細胞死・臓器不全の原因となります．

解 説

　酸素は，肺で外界から取り込まれます．肺で酸素を取り込む能力が低下していることを肺の酸素化障害といいます．単に酸素化障害ともいいます．

　動脈血酸素分圧が60 mmHg未満の状態を低酸素血症といいます．血液の酸素化障害という場合もあります．酸素飽和度では約90％に相当します．

　酸素はミトコンドリアで消費されますが，ミトコンドリアで酸素が不足している状態を低酸素症（hypoxia, ハイポキシア）といいます．ミトコンドリアの酸素分圧は測定できないので，数値としての診断基準はありません．ミトコンドリアでの酸素不足はエネルギー産生を低下させ，細胞の活動性を低下させます．中枢神経では意識障害，心臓では収縮力低下や徐脈，呼吸筋では換気障害の症状を呈します．同時にミトコンドリア内の水素が処理できなくなり，水素イオンを生じて代謝性アシドーシスとなります．この状態が続くと，細胞が壊死して細胞内酵素が放出され，生化学検査値に異常を生じます．筋細胞からはクレアチンキナーゼ（CK），肝細胞からはAST・ALT・LD（LDH）・ALP・γ-GT，

表2　酸素化障害・低酸素血症・低酸素症（ハイポキシア）

（肺の）酸素化障害	肺で酸素を取り込む能力が低下している状態
低酸素血症	動脈血酸素分圧（PaO_2）＜60 mmHg 酸素飽和度（SaO_2, SpO_2）＜90％
低酸素症（ハイポキシア）	ミトコンドリアで酸素が不足している状態

A1.（肺の）酸素化障害　　A2. 低酸素血症　　A3. ミトコンドリア　　A4. 低酸素症 または ハイポキシア

膵外分泌細胞からはアミラーゼ・リパーゼが放出されます．進行すれば臓器不全となり，最終的には個体死に至ります．

　肺の酸素化障害は低酸素血症の原因となり，低酸素血症は低酸素症を誘発します．肺疾患が全身に重篤な影響を与えるのはこのためです．循環不全（心不全，大量出血，高度脱水など）・高度の貧血・一酸化炭素中毒・敗血症なども低酸素症の原因となります．肺疾患だけが低酸素症の原因ではないことに注意が必要です．

　肺疾患のために肺の酸素化障害があっても，適切な酸素療法や人工呼吸療法を行うとPaO_2やSpO_2は上昇します．PaO_2が$60\ mmHg$以上になれば低酸素血症ではありません．低酸素血症を脱すれば低酸素症も改善し，細胞のエネルギー不足や臓器障害を回避することができます．

4 肺の酸素化障害の評価

　肺の酸素化能を評価する場合は，PaO_2やSpO_2の値だけでなく，吸入している（Q1　　　　）を考慮する必要があります．肺の酸素化能の評価に臨床で最も広く用いられている指標がP/F比で，（Q2　　　　　　　　　）を（Q3　　　　　　　　　　）で割ったものになります．P/F比が（Q4　　　　　　）ほど肺の酸素化能は良く，（Q5　　　　　）ほど酸素化障害があることを示します．

解 説

　全身の細胞で酸素が消費された静脈血は，上下の大静脈を経て右心房に集められ，右心室から肺動脈に送られます．酸素は気道を通して肺胞に取り込まれ，肺毛細血管血に拡散します．酸素を受け取った肺毛細血管血は肺静脈を経て左心房に集められ，左心室から動脈を通して全身の組織・細胞に送られます．このとき，PaO_2を測定すれば肺での酸素取り込み能力を知ることができます．しかし，酸素吸入中で肺胞の酸素分圧が高ければ，肺の酸素化能が悪くてもPaO_2は上昇します．PaO_2が同じ100 mmHgでも，室内気吸入下と100％酸素の吸入下では肺の能力が全く異なるということは理解できると思います．したがって，肺の酸素化能を正しく評価したい場合は，肺胞の酸素分圧や吸入気の酸素濃度を考慮する必要があります．そのための指標はいくつかありますが，最も普及しているのはPaO_2をF_IO_2で割るもので，P/F比（oxygenation index，酸素化係数）とよばれています．F_IO_2は，吸入気の酸素濃度が100％の場合は1.0，21％なら0.21とします．F_IO_2が1.0でPaO_2が100 mmHgだった場合のP/F比は100となります．健常者のP/F比は，年齢によって変化しますが400〜500以上あります．室内気吸入下でP/F比が300以下の場合は酸素療法の開始を考慮する必要があります．

A1. 酸素濃度　　A2. 動脈血酸素分圧（PaO_2）　　A3. 吸入気酸素分画（F_IO_2）　　A4. 大きい　　A5. 小さい

5 酸素運搬

　PaO$_2$やSpO$_2$は重要な値ですが，酸素は主に赤血球中の（Q1　　　　　　　　　）で運ばれるため，血液中に存在している総酸素量は血液中の（Q1）の濃度にも依存します．また，血液は循環系のポンプ作用で末梢に送られるので，全身に運ばれる酸素量を考えると（Q2　　　　　　　）も重要な要素になります．つまり，全身に運ばれる1分間あたりの酸素量は，動脈血酸素飽和度（SaO$_2$）×（Q1）濃度×（Q2）に比例することになります．

解 説

　低酸素血症の指標に動脈血酸素分圧（PaO$_2$）や動脈血酸素飽和度（SaO$_2$），パルスオキシメータで測定した酸素飽和度（SpO$_2$）を用いますが，PaO$_2$は動脈血に単純に溶解している酸素の分圧，SaO$_2$やSpO$_2$はヘモグロビン（Hb）に結合できる最大の酸素量に対して今結合している酸素の割合を表しています．血液1dL中に含まれている酸素量（mL）は酸素含量といい，動脈血の場合は次の式で表されます．

$$動脈血酸素含量 = 0.0031 \times PaO_2 + 1.34 \times Hb濃度 \times SaO_2/100$$

　血液は循環系で全身に運ばれますが，1分間あたりに運ばれる酸素量を酸素運搬量といい，動脈血酸素含量と心拍出量を掛けたものになります．動脈血酸素含量の式の$0.0031 \times PaO_2$は全体の1〜2％と小さな値なので，これを省略すると酸素運搬量は次の式になります．

$$酸素運搬量（mL/min） = 13.4 \times Hb濃度（g/dL） \times SaO_2/100 \times 心拍出量（L/min）$$

　PaO$_2$やSpO$_2$の低下は重大な問題ですが，それと同じくらいHb濃度や心拍出量の維持も重要ということがわかります．

A1. ヘモグロビン（Hb）　　A2. 心拍出量

第 3 章

酸塩基平衡の評価

　お待たせしました．この章では酸塩基平衡の基礎を学びます．本書を手に取った多くの方の目的は，酸塩基平衡診断のマスターではないでしょうか．第4章の「酸塩基平衡の診断」に早く進みたいことと思いますが，「酸・塩基とは何か」「血液の酸塩基平衡を左右する因子」「アシドーシス」「アルカローシス」といった酸塩基平衡の基本の考え方をこの章で再確認することが診断能力習得の近道です．

1 酸と塩基

　水に溶けたときに（Q1　　　　　　　　　）を発生する物質を酸といいます．一方，（Q1）
と結合して吸収する能力がある物質を（Q2　　　　　）といいます．

解 説

　物質には，水に溶けるとイオンに分かれるものがあります．これを電離といいます．こ
のときに，水素イオン（H^+）が発生する物質を酸といいます．例えば，塩酸（HCl）は
水に溶けると次のようにイオンに分かれます．

$$HCl \rightarrow H^+ + Cl^-$$

　水素イオンを生じるので，塩酸は「酸」であるといえます．アンモニア（NH_3）は，水
に溶けると次のような反応を生じます．

$$NH_3 + H^+ \rightarrow NH_4^+$$

　周囲にある水素イオンを吸収するので，アンモニアは「塩基」といえます．

A1. 水素イオン（H^+）　　A2. 塩基

2 pH（ピーエイチ）とは

　液体の酸性度を決めるのは（Q1　　　　　　　　　）で，通常は（Q2　　　　）で表します．（Q2）が小さくなると（Q1）が上昇してその液体は（Q3　　　　）になります．（Q2）が大きくなると（Q1）が低下してその液体は（Q4　　　　　）になります．（Q2）が7.0の状態を（Q5　　　　）といいます．健常者の血液の（Q1）は約0.00000004mol/Lです．これを（Q2）で表すと，（Q6　　　　　）となります．

解説

　「酸」は，液体中で水素イオンを放出する物質でした．水素イオン濃度は，その液体の酸性度を決めるイオンになります．水（H_2O）はその一部が水素イオン（H^+）と水酸化物イオン（OH^-）に電離しています．

$$H_2O \leftrightarrows H^+ + OH^-$$

　溶液中で，H^+とOH^-の濃度が等しい状態を「中性」といいます．25℃の純粋な水の場合，H^+とOH^-の濃度はともに0.0000001mol/Lです．0が多くて読み間違いや書き間違いを起こしそうです．こういうときに便利なのが「べき乗」という表記法です．100は10^2，1000は10^3，10000は10^4と表します．同様に，小数点以下の数字にも使えます．0.1は10^{-1}で，0.01は10^{-2}，0.0001は10^{-4}，0.0000001は10^{-7}です．これを用いれば桁数が多くても間違いなく簡単に表せます．中性の25℃の水の水素イオン濃度は0.0000001mol/Lでしたが，べき乗表記にすると10^{-7}mol/Lになります．これをさらに簡単にするため，10の右肩に付く数字だけを取り出し，マイナス符号も取り去った表記法をpHといいます．中性の25℃の水の水素イオン濃度をpHで表せば「7.0」となります．

　健常者の血液の水素イオン濃度は約0.00000004mol/Lで，これをべき乗表記にすると$10^{-7.4}$mol/L，pHでは7.4となります．

　pHのことを「ペーハー」と読むこともありますが，これはドイツ語読みです．西洋の科学が日本に導入されたとき，ドイツの影響を強く受けていた名残と思われます．現在は英語が標準語として使用されるので，ペーハーではなくて「ピーエイチ」と英語読みすることが推奨されます．

A1. 水素イオン濃度　　A2. pH　　A3. 酸性　　A4. アルカリ性　　A5. 中性　　A6. 7.4

3 二酸化炭素（炭酸ガス）

　二酸化炭素は水に溶けると炭酸になり，その一部は電離して（Q1　　　　　）と（Q2　　　　　　　　　　）になります．つまり，（Q1）を生じるので（Q3　　　　）といえます．二酸化炭素は全身で産生されて肺から排泄されますが，排泄が不十分だと体内に蓄積して血液は（Q4　　　　　）に傾きます．健常者の動脈血二酸化炭素分圧（PaCO$_2$）は（Q5　　　　　　　　）となるように延髄の（Q6　　　　　　）が調節しています．肺の機能や（Q6）が障害されると二酸化炭素が蓄積します．逆に過剰に排泄されるとPaCO$_2$が低下して体内は（Q7　　　　　　）に傾きます．

解 説

　二酸化炭素（CO$_2$）は，水（H$_2$O）と反応して炭酸（H$_2$CO$_3$）になります．

$$CO_2 + H_2O \leftrightarrows H_2CO_3$$

炭酸の一部は電離して水素イオン（H$^+$）と炭酸水素イオン（HCO$_3{}^-$）になります．

$$H_2CO_3 \leftrightarrows H^+ + HCO_3{}^-$$

水に溶けて水素イオンを生じるものを「酸」というので，二酸化炭素は酸といえます．

　二酸化炭素はブドウ糖や脂質代謝の最終産物で，成人では1日あたり約500 L産生されています．二酸化炭素は体内環境を酸性に傾ける最大の因子です．二酸化炭素は肺から排泄されますが，延髄にある呼吸中枢は体内の二酸化炭素分圧が一定となるように肺の換気量を調節しています．

A1. 水素イオン（H$^+$）　　A2. 炭酸水素イオン または 重炭酸イオン（HCO$_3{}^-$）　　A3. 酸　　A4. 酸性
A5. 35〜45 mmHg　　A6. 呼吸中枢　　A7. アルカリ性

4 炭酸水素イオン（重炭酸イオン）

炭酸水素イオンは，周囲の（Q1　　　　　　　）と反応して炭酸になります．つまり，（Q1）を吸収するので（Q2　　　　）といえます．血中の炭酸水素イオン濃度は，主に（Q3　　　　）で調節され，健常者の動脈血中の濃度は（Q4　　　　　　　　）です．（Q3）での排泄が増加すると体内は（Q5　　　　）に傾き，排泄が減少すれば（Q6　　　　　　）に傾きます．炭酸水素イオンは（Q3）以外の因子でも増減し，その場合も血液の（Q7　　　　）は変化します．

解 説

炭酸水素イオン（HCO_3^-）は，周囲の水素イオン（H^+）と反応して炭酸（H_2CO_3）になります．

$$HCO_3^- + H^+ \leftrightarrows H_2CO_3$$

水素イオンを吸収するものを「塩基」というので，炭酸水素イオンは塩基になります．

炭酸水素イオンは血液のpH維持に重要な役割を果たしています．炭酸水素イオン濃度の調節は腎臓で行われますが，それ以外の要因でも増減します．血中の炭酸水素イオン濃度が低下すれば血液のpHは低下して酸性に傾き，上昇すればpHが上昇してアルカリ性に傾きます．

A1. 水素イオン（H^+）　**A2.** 塩基　**A3.** 腎臓　**A4.** 22〜26 mmol/L　**A5.** 酸性　**A6.** アルカリ性
A7. pH

5 血液のpHを左右する因子

　血液のpHに影響を与える因子の一つが（Q1　　　　　　　　　）です．これは呼吸中枢と肺で調節されるため（Q2　　　　　　　）とよばれます．もう一つが（Q3　　　　　　　　　）です．これは腎臓で調節され，（Q4　　　　　　　）とよばれます．（Q1）が上昇すると血液のpHは（Q5　　　　　）して（Q6　　　　　）に傾き，低下するとpHは（Q7　　　　　）して（Q8　　　　　　　　）に傾きます．（Q3）が上昇すると血液のpHは（Q9　　　　　）して（Q10　　　　　　　　）に傾き，低下するとpHは（Q11　　　　　）して（Q12　　　　　　　）に傾きます．

解 説

　血液のpHに影響を与えるのは，二酸化炭素分圧と炭酸水素イオン濃度です．前者は呼吸性因子，後者は代謝性因子とよばれます．二酸化炭素は酸なので，増加すれば酸性に傾き，減少すればアルカリ性に傾きます．炭酸水素イオンは塩基なので，増加すればアルカリ性に傾き，減少すれば酸性に傾きます．

　血液のpHは他のさまざまなイオン濃度の影響も受けますが，炭酸水素イオン濃度が連動して変化するので，炭酸水素イオン濃度を全イオンの代表として扱うことができます．

　二酸化炭素分圧と炭酸水素イオン濃度とpHの関係式を以下に示します．これを，Henderson=Hasselbalch（ヘンダーソン＝ハッセルバルヒ）の式といいます．二酸化炭素分圧と炭酸水素イオン濃度からpHが計算で求められることがわかれば十分で，式を覚える必要はありません．

$$pH = 6.1 + \log \frac{炭酸水素イオン濃度（mmol/L）}{0.03 \times 二酸化炭素分圧（mmHg）}$$

A1. 二酸化炭素分圧（PaCO$_2$）　　A2. 呼吸性因子　　A3. 炭酸水素イオン（HCO$_3^-$）濃度　　A4. 代謝性因子
A5. 低下　　A6. 酸性　　A7. 上昇　　A8. アルカリ性　　A9. 上昇　　A10. アルカリ性　　A11. 低下
A12. 酸性

6 ベースエクセス (base excess)

炭酸水素イオン濃度は酸塩基平衡の（Q1　　　　　　　　　）の評価に用います．基準範囲は（Q2　　　）〜（Q3　　　）mmol/L とされますが，これには「$PaCO_2$ が 40 mmHg の場合」という条件が付きます．ベースエクセスも（Q1）の評価に用いられます．ベースエクセスの基準範囲は $PaCO_2$ の値にかかわらず（Q4　　　）〜（Q5　　　）mmol/L と一定で，その上限より大きくなると（Q6　　　　　　　　　），下限より小さくなると（Q7　　　　　　　　　　）と診断します．

解 説

　酸塩基平衡の代謝性因子である炭酸水素イオン濃度の基準範囲は 22〜26 mmol/L ですが，これには「$PaCO_2$ が 40 mmHg の場合」という条件が付きます．$PaCO_2$ が変化すると炭酸水素イオン濃度の基準範囲も変化します．そのため，代謝性の酸塩基平衡診断には $PaCO_2$ に応じた炭酸水素イオン濃度の基準範囲の対応表が必要になります．そこで，$PaCO_2$ の影響を受けない代謝性因子の指標として考案されたものがベースエクセス（base excess：BE）です．炭酸水素イオンのように実在する物質ではなく，計算で求める仮想の数値ですが，酸塩基平衡診断に便利な指標として用いられます．

　BE には 2 種類あり，検査結果に両者が記載されている場合もあります．その場合は，ABE や BE（vt）と表示されているものが血液検体の真の BE 値になります．もう一方は SBE や BE（vi）と表示されます．これは患者さんの間質液まで含めた細胞外液としての BE 値で，生体の全体を考慮した酸塩基平衡の指標です．代謝性アシドーシスの治療として炭酸水素ナトリウムを投与する場合に，必要な薬液量を計算するために用います．

A1. 代謝性因子　　A2. 22　　A3. 26　　A4. −2　　A5. ＋2　　A6. 代謝性アルカローシス　　A7. 代謝性アシドーシス

7 アシドーシスとアルカローシス

血液のpHを下げるように作用する病態を（Q1　　　　　　　　），上げるように作用する病態を（Q2　　　　　　　）といいます.

解 説

　血液のpHがPaCO$_2$と炭酸水素イオン濃度で決まることはすでに説明しました. これらが基準範囲から逸脱すると, 血液のpHが変化します. それを酸塩基平衡異常といいます. 酸塩基平衡異常には, 血液を酸性に傾ける（pHが低下する）病態と, 血液をアルカリ性に傾ける（pHが上昇する）病態があります. 前者をアシドーシス, 後者をアルカローシスといいます.

　二酸化炭素は酸なので, PaCO$_2$が上昇すればアシドーシスになります. これを呼吸性アシドーシスといいます. 炭酸水素イオン（HCO$_3^-$）は塩基なので, 濃度が低下すればアシドーシスになります. これを代謝性アシドーシスといいます. PaCO$_2$の上昇とHCO$_3^-$濃度の低下が同時に生じている場合は, 混合性アシドーシスといいます.

　逆に, PaCO$_2$が低下すればアルカローシスになります. これを呼吸性アルカローシスといいます. HCO$_3^-$濃度の上昇もアルカローシスになります. これを代謝性アルカローシスといいます. PaCO$_2$の低下とHCO$_3^-$濃度の上昇が同時に生じている場合は, 混合性アルカローシスといいます.

A1. アシドーシス　　**A2.** アルカローシス

8 酸塩基平衡の代償反応

　生体内では，酸塩基平衡に関連する3因子（$PaCO_2$・炭酸水素イオン濃度・pH）のうち（Q1　　　　）の安定性が重要視されています．そのため，酸塩基平衡を左右する因子である（Q2　　　　　　）と（Q3　　　　　　）の一方に異常が生じて（Q1）が変化した場合，（Q1）を正常化させようとして他方の因子が変化します．これを酸塩基平衡の代償反応といいます．

解 説

　生体内では，$PaCO_2$・炭酸水素イオン濃度・pHのうち，pHの安定性が最も重要視されているようです．血液の酸塩基平衡を左右する因子には呼吸性因子（$PaCO_2$）と代謝性因子（炭酸水素イオン濃度）の2つがありますが，一方に異常を生じてpHが変化した場合，他方の因子が変化して血液のpHを正常化しようとする反応がみられます．例えば，肺の疾患で$PaCO_2$が上昇すると動脈血のpHは低下します．この状態が続くと，pHを7.40に戻すように炭酸水素イオン濃度が上昇してきます．これを酸塩基平衡の代償反応といいます．代謝性因子が代償反応をしているので，代謝性代償ともいいます．同様に，何らかの原因で代謝性アシドーシスを生じると呼吸中枢が反応して$PaCO_2$が低下します．これも代償反応です．呼吸性因子の代償なので，呼吸性代償ともいいます．腎臓が反応する代謝性代償には時間を要しますが，呼吸中枢が反応する呼吸性代償は比較的短時間で起こります．同じように，アルカローシスに対する代償反応もあります．

　代償反応は，あくまでもpHを7.40に戻そうとする反応なので，過剰に代償することはありません．例えば，$PaCO_2$が上昇してpHが低下した場合，代謝性代償が進んでもpHが7.40を超えて大きくなることはありません．

A1. pH　　A2. 呼吸性因子※　　A3. 代謝性因子※　　　　　　　　　　　　　　※ A2とA3は順不同

9 アシデミアとアシドーシス，アルカレミアとアルカローシス

　動脈血のpHが7.35より小さいことを（Q1　　　　　　　　　　）といい，血液を酸性に傾けようとする病態を（Q2　　　　　　　　）といいます．（Q2）では多くの場合（Q1）になりますが，（Q1）でない場合もあります．

　逆に，動脈血のpHが7.45より大きいことを（Q3　　　　　　　　　）といい，血液をアルカリ性に傾けようとする病態を（Q4　　　　　　　　）といいます．（Q4）では多くの場合（Q3）になりますが，（Q3）でない場合もあります．

解 説

　アシデミアは，動脈血のpHが7.35より小さいことをいいます．単純に動脈血のpHによる分類で，理由や病態を問いません．アシドーシスは血液を酸性に傾けようとする病態のことで，多くの場合はアシデミアになりますが，実際の動脈血のpHはいくつでも構いません．代償が働けば動脈血のpHは基準範囲内に戻ることもあります．これはアシデミアが改善しただけで，アシドーシスが治ったわけではありません．

　アルカレミアは，動脈血のpHが7.45より大きいことをいいます．単純に動脈血のpHによる分類で，理由や病態を問いません．アルカローシスは血液をアルカリ性に傾けようとする病態のことで，多くの場合はアルカレミアになりますが，実際の動脈血のpHはいくつでも構いません．代償が働けば動脈血のpHは基準範囲内に戻ることもあります．これはアルカレミアが改善しただけで，アルカローシスが治ったわけではありません．

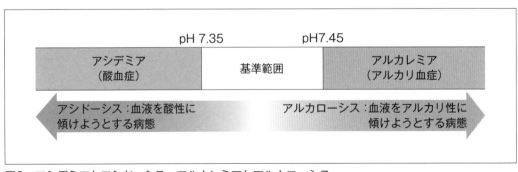

図5　アシデミアとアシドーシス，アルカレミアとアルカローシス

A1. アシデミア または 酸血症　　A2. アシドーシス　　A3. アルカレミア または アルカリ血症　　A4. アルカローシス

　よくある間違いが，「アシドーシス＝pHが小さいこと」と覚えてしまうことです．
pHが基準範囲より小さい（＜7.35）ことは，アシドーシスではなくてアシデミアとい
います．アシドーシスがあっても，代償反応などで血液のpHは変化します．場合によっ
ては，基準範囲の7.35〜7.45に戻ることもあります．これを「アシドーシスが治った」
と判断すると，ますます頭の中が混乱します．代償反応でpHが基準範囲に戻ったのは，
アシドーシスの症状であるアシデミアが改善しただけです．アシドーシスが治ったとい
うためには，アシドーシスの原因であった$PaCO_2$やHCO_3^-濃度が基準範囲内に戻らな
ければなりません．

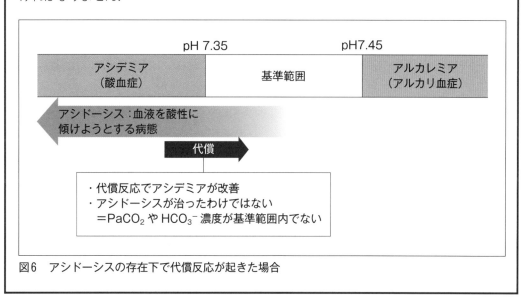

図6　アシドーシスの存在下で代償反応が起きた場合

10 アニオンギャップ（anion gap）

　アニオンギャップは，次の式で計算されます．

アニオンギャップ ＝ [（Q1　　　　　　）＋K^+濃度] － [Cl^-濃度＋（Q2　　　　　　）]

　基準範囲は（Q3　　　）〜（Q4　　　）mmol/L です．代謝性アシドーシスのときにアニオンギャップが（Q4）mmol/L を超えている場合を（Q5　　　　　　　　　　）といい，ラクテート・ケトン体・硫酸イオン・リン酸イオンなど（Q6　　　　　　　　　）濃度上昇によるアシドーシスと診断します．

解 説

　血液中にはさまざまなイオンが存在しています．陽イオンの総和と陰イオンの総和は同じですが，多くの場合は簡単に測定可能な陽イオンの和（Na^+濃度＋K^+濃度）は陰イオンの和（Cl^-濃度＋HCO_3^-濃度）より大きくなります．これは，測定されない陽イオンより測定されない陰イオンが多くあるためです（**図7**）．血液ガス分析で代謝性アシドーシスを呈したとき，すなわちHCO_3^-濃度が低下したとき，アニオンギャップを計算すれば，HCO_3^-濃度低下の原因がNa^+濃度の低下やCl^-濃度の上昇にあるのか，またはそれ以外の陰イオンの増加にあるのかを区別することができます．それ以外の陰イオンにはラクテート・ケトン体・硫酸イオン・リン酸イオンなどがあり，いずれも重篤な病態で濃度が上昇します．つまり，代謝性アシドーシスが発見された場合に，アニオンギャップはその原因検索の手掛かりとして計算されます．

A1. Na^+濃度　　**A2.** HCO_3^-濃度　　**A3.** 12　　**A4.** 16　　**A5.** アニオンギャップ開大　　**A6.** 不揮発酸

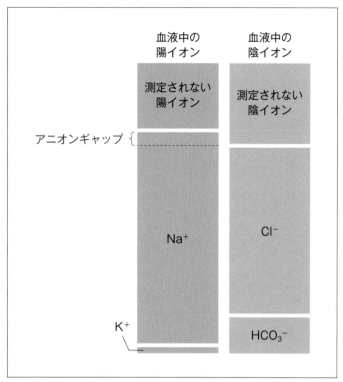

図7　アニオンギャップ

第 4 章

酸塩基平衡の診断

　この章からは，酸塩基平衡の診断法を勉強します．

　酸塩基平衡診断を臨床で役立てるには，2段階の過程があります．1段階目は血液自体の評価で，呼吸性アシドーシス・代謝性アルカローシスのような診断をつけることです．2段階目は，患者背景や疾患と関連付けて病態を把握することです．2段階まで理解するには生理学・疾患・投与した薬剤の影響など多くのことを考慮しなければならないので，幅広い知識と多くの経験を必要とします．これが「酸塩基平衡は難しい」といわれる理由です．

　これから入門する方は，いきなり2段階目の最終診断を目指すのではなく，まず1段階目の血液自体の評価を確実に習得することから始めましょう．実は，血液自体の評価はそれほど難しいことではなく，コツさえつかめば簡単に分析することが可能です．

　血液の酸塩基平衡はpH・$PaCO_2$・炭酸水素イオン濃度で評価しますが，慣れない方にとっては3つの数字を同時に見るのは難しいものです．勘違いや誤った評価をすることもよくあります．

　次にいくつかの血液ガス分析結果を示します．これを診断してみてください．全問スラスラと正解できた場合は，1段階目の血液の酸塩基平衡診断をマスターしている方です．この章は飛ばして，第5章に進んで大丈夫です．

Q 1 pH 7.15, PaCO$_2$ 97.0 mmHg, HCO$_3^-$ 32.3 mmol/L, BE −0.6 mmol/L

Q 2 pH 7.37, PaCO$_2$ 62.5 mmHg, HCO$_3^-$ 35.2 mmol/L, BE ＋8.0 mmol/L

Q 3 pH 7.46, PaCO$_2$ 31.4 mmHg, HCO$_3^-$ 21.9 mmol/L, BE −0.5 mmol/L

Q 4 pH 7.42, PaCO$_2$ 31.8 mmHg, HCO$_3^-$ 20.2 mmol/L, BE −3.3 mmol/L

Q 5 pH 7.30, PaCO$_2$ 38.3 mmHg, HCO$_3^-$ 18.1 mmol/L, BE −7.2 mmol/L

Q 6 pH 7.37, PaCO$_2$ 34.5 mmHg, HCO$_3^-$ 19.4 mmol/L, BE −4.8 mmol/L

Q 7 pH 7.44, PaCO$_2$ 39.8 mmHg, HCO$_3^-$ 26.3 mmol/L, BE ＋2.4 mmol/L

Q 8 pH 7.43, PaCO$_2$ 51.4 mmHg, HCO$_3^-$ 33.3 mmol/L, BE ＋8.4 mmol/L

Q 9 pH 7.15, PaCO$_2$ 73.8 mmHg, HCO$_3^-$ 24.8 mmol/L, BE −5.7 mmol/L

Q 10 pH 7.60, PaCO$_2$ 33.4 mmHg, HCO$_3^-$ 33.0 mmol/L, BE ＋10.4 mmol/L

Q 11 pH 7.41, PaCO$_2$ 35.8 mmHg, HCO$_3^-$ 22.0 mmol/L, BE −1.8 mmol/L

A 1. 急性呼吸性アシドーシス　　A 2. 慢性呼吸性アシドーシス　　A 3. 急性呼吸性アルカローシス　　A 4. 慢性呼吸性アルカローシス　　A 5. 急性代謝性アシドーシス　　A 6. 慢性代謝性アシドーシス　　A 7. 急性代謝性アルカローシス　　A 8. 慢性代謝性アルカローシス A 9. 混合性アシドーシス　　A 10. 混合性アルカローシス　　A 11. 酸塩基平衡に異常なし

　1問でも間違えた方や自信がなかった方は，この章を読み進めてください．ここで紹介するのは「Dr. 大塚式 4ステップ診断法」です．初学者でも間違えずに診断するためのフローチャート式診断法です．類似の診断法はたくさんありますが，せっかくこのドリルを手にしたのも何かの縁，騙されたと思って試してみてください．

1 4ステップ診断法—ステップ1
酸塩基平衡が正常かどうかを診断する

　「酸塩基平衡正常」とは，呼吸性因子としての$PaCO_2$，代謝性因子としてのHCO_3^-濃度，その結果としてのpH，これらのすべてが基準範囲内にあることをいいます．

　基準範囲は次の通りです．

pH	$7.35 \sim 7.45$
$PaCO_2$	$35 \sim 45$ mmHg
HCO_3^-	$22 \sim 26$ mmol/L

　第3章「⑥ベースエクセス（base excess）」の項で説明しましたが，実はHCO_3^-の基準範囲は$PaCO_2$の値によって変化します．$22 \sim 26$ mmol/Lは$PaCO_2 = 40$ mmHgのときの値です．$PaCO_2$がそれ以外のときの基準範囲は，一覧表でも用意しなければわかりません．もちろん，覚えることは無理です．そこで，代謝性因子の指標としてHCO_3^-ではなくBEを参照することをお勧めします．BEの基準範囲は，$PaCO_2$の値にかかわらず一定です．BEを用いた場合の基準範囲は次の通りです．

pH	$7.35 \sim 7.45$
$PaCO_2$	$35 \sim 45$ mmHg
BE	$-2 \sim +2$ mmol/L

　なお，よくある間違いは，pHが基準範囲内にあることだけを見て「正常」と診断してしまうことです．どれか1つでも基準範囲を外れていれば正常ではありません．必ず3項目のすべてをチェックするようにしてください．

　次の例題を見てみましょう．

例題1　pH 7.41, $PaCO_2$ 35.8 mmHg, HCO_3^- 22.0 mmol/L, BE -1.8 mmol/L

　では分析してみましょう．まずpHは7.41で基準範囲の$7.35 \sim 7.45$にあるから正常，$PaCO_2$は35.8 mmHgで基準範囲の$35 \sim 45$ mmHgにあるから正常，BEは-1.8 mmol/Lで基準範囲の$-2 \sim +2$ mmol/Lにあるから正常です．つまり，3項目のすべてが基準範囲内にあるので，酸塩基平衡正常と診断できます（**図8**）．

例題1の値	基準範囲	判定	
pH 7.41	7.35〜7.45	正常	
PaCO₂ 35.8mmHg	35〜45mmHg	正常	最終診断：正常
BE −1.8mmol/L	−2〜+2mmol/L	正常	

図8　例題1の酸塩基平衡診断の過程
pH，PaCO₂，BEをそれぞれの基準範囲と比較する．3項目とも基準範囲内にあるので，この血液ガスの酸塩基平衡は正常と診断する．

　ステップ1で酸塩基平衡が正常だった場合は，これで酸塩基平衡診断は終了です．正常でなかった場合，すなわちどれか1項目でも基準範囲外の場合は，次のステップに進みます．

　では，次の例はどうでしょうか．

例題2　pH 7.30，PaCO₂ 38.3mmHg，HCO₃⁻ 18.1mmol/L，BE −7.2mmol/L

　pHは7.30で基準範囲の7.35〜7.45にないから異常，PaCO₂は38.3mmHgで基準範囲の35〜45mmHgにあるから正常，BEは−7.2mmol/Lで基準範囲の−2〜+2mmol/Lにないから異常です．つまり，3項目のうち1項目以上が基準範囲外なので，酸塩基平衡は異常と診断できます（図9）．

例題2の値	基準範囲	判定	
pH 7.30	7.35〜7.45	異常	
PaCO₂ 38.3mmHg	35〜45mmHg	正常	最終診断：異常
BE −7.2mmol/L	−2〜+2mmol/L	異常	

図9　例題2の酸塩基平衡診断の過程
pH，PaCO₂，BEをそれぞれの基準範囲と比較する．1項目以上が基準範囲外なので，この血液ガスの酸塩基平衡は異常と診断する．

この例はどうでしょうか.

例題3　pH 7.42, PaCO$_2$ 31.8mmHg, HCO$_3^-$ 20.2mmol/L, BE −3.3mmol/L

　pHは7.42で基準範囲の7.35〜7.45にあるので正常, PaCO$_2$は31.8mmHgで基準範囲の35〜45mmHgにないので異常, BEは−3.3mmol/Lで基準範囲の−2〜+2mmol/Lにないので異常です. つまり, 3項目のうち1項目以上が基準範囲外なので, 酸塩基平衡は異常と診断できます（図10）.

例題3の値		基準範囲	判定
pH	7.42	7.35〜7.45	正常
PaCO$_2$	31.8mmHg	35〜45mmHg	異常
BE	−3.3mmol/L	−2〜+2mmol/L	異常

最終診断：異常

図10　例題3の酸塩基平衡診断の過程
pH, PaCO$_2$, BEをそれぞれの基準範囲と比較する. 1項目以上が基準範囲外なので, この血液ガスの酸塩基平衡は異常と診断する. pHが基準範囲内でも, 他の項目が基準範囲外なら酸塩基平衡は異常であることに注意！

初学者のピットフォール！

　pHが基準範囲の7.35〜7.45の間にあることだけを見て酸塩基平衡正常と早合点する方がいます.「酸塩基平衡異常＝pHの異常」と勘違いしている方に多いようです. 確かにpHは重要な要素ですが, pHだけで酸塩基平衡診断はできません. pHが正常でも, PaCO$_2$・BEも調べて, すべてが基準範囲内でなければ酸塩基平衡正常とはいいません. どれか1つでも基準範囲を外れていたら酸塩基平衡異常です. これは, 酸塩基平衡診断で悩む多くの方が陥るピットフォールです.

2 4ステップ診断法—ステップ2
異常がアシドーシスとアルカローシスのどちらであるかを診断する

　酸塩基平衡に異常があるとわかった場合は，その病態がアシドーシスなのかアルカローシスなのかを診断します．

　ここでの判断基準は，pHが7.40よりも高いか低いかです．

> pH＜7.40　⇒　アシドーシスがあると考える
> pH＞7.40　⇒　アルカローシスがあると考える

　よくある間違いは，アシドーシスはpH＜7.35，アルカローシスはpH＞7.45と思ってしまうことです．ステップ1で用いた7.35や7.45という値はpHの基準範囲を示したもので，アシデミア／アルカレミアの基準となる値です．例えば，アシドーシスになると多くの場合pHは7.35以下になりますが，酸塩基平衡の代償（第3章 8 参照）が働くとpHは上昇してきます．その結果，pHが7.35以下でなくなる場合もあります．アシドーシスは血液のpHを下げる方向に作用する病態ですが，実際のpHは他の因子も関与するので一定しません．pHの値だけでアシドーシスの有無を決められないことに注意してください．

　では，練習問題をやってみましょう．

例題2 　pH 7.30, $PaCO_2$ 38.3 mmHg, HCO_3^- 18.1 mmol/L, BE -7.2 mmol/L

　これは，ステップ1で提示した例題2です．もう一度ステップ1から確認してみます．ステップ1は，pH・$PaCO_2$・BEのすべてが基準範囲内にあるかどうかを確かめることでした．pHは7.30で基準範囲の7.35〜7.45にないから異常，$PaCO_2$は38.3 mmHgで基準範囲の35〜45 mmHgにあるから正常，BEは－7.2 mmol/Lで基準範囲の－2〜＋2 mmol/Lにないから異常です．つまり，3項目のうち1項目以上が基準範囲外なので，酸塩基平衡は異常と診断できます．

　ではステップ2に進みます．ステップ2では，その酸塩基平衡異常の原因がアシドーシスなのかアルカローシスなのか判断することでした．そのためにはpHを見ます．判断基準は，7.40よりも高いか低いかです．pHは7.30で，7.40より低い値です．したがってアシドーシスがあると考えます．

もう1問やってみましょう.

例題3 pH 7.42, $PaCO_2$ 31.8 mmHg, HCO_3^- 20.2 mmol/L, BE -3.3 mmol/L

これは，ステップ1で提示した例題3です．もう一度ステップ1から確認します．pHは7.42で基準範囲の（Q1　　　　　　　　）にあるので（Q2　　　　　　），$PaCO_2$は31.8 mmHgで基準範囲の（Q3　　　　　）mmHgにないので（Q4　　　　），BEは-3.3 mmol/Lで基準範囲の（Q5　　　　　　）mmol/Lにないので（Q6　　　　　）です．つまり，3項目のうち1項目以上が基準範囲を外れているので，酸塩基平衡は（Q7　　　　）と診断できます.

では，ステップ2に進みます．ステップ2では，その酸塩基平衡異常の原因がアシドーシスなのかアルカローシスなのか判断することでした．そのためにはpHを見ます．判断基準は，（Q8　　　　）よりも高いか低いかです．pHは7.42で（Q8）より高いので，（Q9　　　　　　　）があると考えます.

初学者のピットフォール！

例題3は，pHが基準範囲内であるにもかかわらず「アルカローシス」と診断される例です．pHの値だけでアシドーシスやアルカローシスと診断するのではないことを再認識してください.

A1. 7.35～7.45　　A2. 正常　　A3. 35～45　　A4. 異常　　A5. -2～$+2$　　A6. 異常　　A7. 異常
A8. 7.40　　A9. アルカローシス

3 4ステップ診断法―ステップ3
異常が呼吸性と代謝性のどちらであるかを診断する

　酸塩基平衡異常がアシドーシスとアルカローシスのどちらであるかがわかったら，次はその原因を探します．

　アシドーシスの原因には，酸である二酸化炭素の分圧（$PaCO_2$）が高い場合と，塩基である炭酸水素イオンの濃度が低い場合があります．BEも炭酸水素イオン濃度の代わりになる指標なので，低値であればアシドーシスの原因になります．呼吸性因子である$PaCO_2$が高値でBEが低くない場合を呼吸性アシドーシス，代謝性因子であるBEが低値で$PaCO_2$が高くない場合を代謝性アシドーシスといいます．そのほか，$PaCO_2$が高くBEも低いときがあります．これは両方の因子にアシドーシスの異常がある状態で，混合性アシドーシスといいます．まとめると次のようになります．

表3　アシドーシスの場合（pH＜7.40の場合）

$PaCO_2 > 45\,mmHg$，$BE \geqq -2\,mmol/L$ ⇒	呼吸性アシドーシス
$PaCO_2 \leqq 45\,mmHg$，$BE < -2\,mmol/L$ ⇒	代謝性アシドーシス
$PaCO_2 > 45\,mmHg$，$BE < -2\,mmol/L$ ⇒	混合性アシドーシス

　図にすると次のようになります．

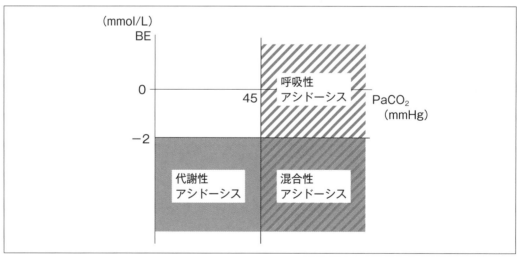

図11　アシドーシスの分類の図
横軸は動脈血二酸化炭素分圧（$PaCO_2$），縦軸はベースエクセス（BE）を表す．$PaCO_2$は45mmHgより高いがBEは－2mmol/Lより低くないものを呼吸性アシドーシス，BEは－2mmol/Lより低いが$PaCO_2$は45mmHgより高くないものを代謝性アシドーシス，$PaCO_2$が45mmHgより高くBEも－2mmol/Lより低いものを混合性アシドーシスという．

アルカローシスの原因には，（Q1　　　　）である二酸化炭素の分圧（PaCO$_2$）が低い場合と，（Q2　　　　）である炭酸水素イオンの濃度が高い場合があります．BEも炭酸水素イオン濃度の代わりになる指標なので，高値であればアルカローシスの原因になります．（Q3　　　　）因子であるPaCO$_2$が低値でBEが高くない場合を呼吸性アルカローシス，（Q4　　　　）因子であるBEが高値でPaCO$_2$が低くない場合を代謝性アルカローシスといいます．そのほか，PaCO$_2$が低くBEも高いときがあります．これは両方の因子にアルカローシスの異常がある状態で，混合性アルカローシスといいます．まとめると次のようになります．

表4　アルカローシスの場合（pH＞7.40の場合）

PaCO$_2$＜35mmHg，BE≦＋2mmol/L	⇒	呼吸性アルカローシス
PaCO$_2$≧35mmHg，BE＞＋2mmol/L	⇒	代謝性アルカローシス
PaCO$_2$＜35mmHg，BE＞＋2mmol/L	⇒	混合性アルカローシス

図にすると次のようになります．

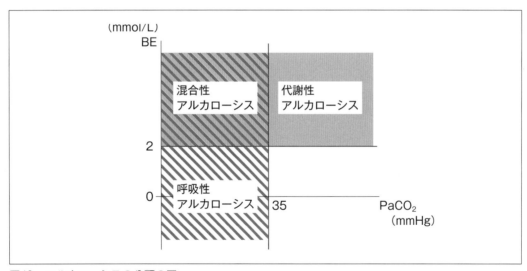

図12　アルカローシスの分類の図
横軸は動脈血二酸化炭素分圧（PaCO$_2$），縦軸はベースエクセス（BE）を表す．PaCO$_2$は35mmHgより低いがBEは＋2mmol/Lより高くないものを呼吸性アルカローシス，BEは＋2mmol/Lより高いがPaCO$_2$は35mmHgより低くないものを代謝性アルカローシス，PaCO$_2$が35mmHgより低くBEも＋2mmol/Lより高いものを混合性アルカローシスという．

A1. 酸　　A2. 塩基　　A3. 呼吸性　　A4. 代謝性

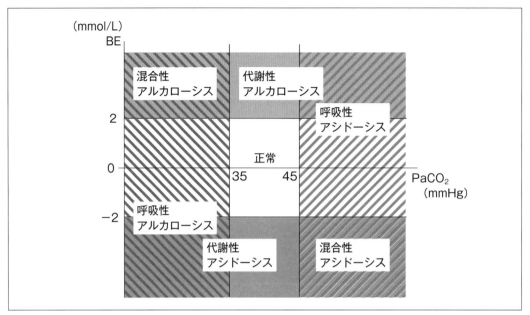

図13　酸塩基平衡分類の図
アシドーシスの図11とアルカローシスの図12を総合したもの．PaCO₂が35～45mmHgかつBEが－2～＋2mmol/Lで囲まれた中央の部分のみ酸塩基平衡正常で，ほかはすべて酸塩基平衡異常である．

　アシドーシスの**図11**とアルカローシスの**図12**を1つにまとめると，**図13**のようになります．PaCO₂が35～45 mmHgで，かつBEが－2～＋2 mmol/Lの狭い範囲だけが酸塩基平衡正常といえます．

　では，練習問題をやってみましょう．

例題2　pH 7.30，PaCO₂ 38.3 mmHg，HCO₃⁻ 18.1 mmol/L，BE －7.2 mmol/L

　これは，ステップ2で解いた例題2です．まずステップ1で酸塩基平衡に異常があることがわかりました．ステップ2に進んでアシドーシスがあることがわかったので，ステップ3の検討をしてみます．pH＜7.40なので，p.38のアシドーシスの**表3**または**図11**を参考にします．PaCO₂とBEを見てみます．呼吸性因子のPaCO₂は38.3 mmHgで，45 mmHgより高くないのでアシドーシスの原因にはなりません．代謝性因子のBEは－7.2 mmol/Lなので－2 mmol/Lより低く，アシドーシスの原因になります．したがって，代謝性アシドーシスと診断できます．

次の問題はどうでしょうか.

例題3 pH 7.42, PaCO₂ 31.8 mmHg, HCO₃⁻ 20.2 mmol/L, BE −3.3 mmol/L

これは, ステップ2で解いた例題3です. まずステップ1で酸塩基平衡に異常があることがわかりました. ステップ2でアルカローシスがあることがわかったので, ステップ3の検討をします. pH＞（Q5　　　　）なので, p.39のアルカローシスの**表4**または**図12**を参考にします. PaCO₂とBEを見てみます. 呼吸性因子のPaCO₂は31.8 mmHgで, （Q6　　　　）より低値なのでアルカローシスの原因になります. 代謝性因子のBEは−3.3 mmol/Lで, （Q7　　　　）より高くないのでアルカローシスの原因にはなりません. したがって, 呼吸性アルカローシスと診断できます.

もう1問やってみましょう.

例題4 pH 7.15, PaCO₂ 73.8 mmHg, HCO₃⁻ 24.8 mmol/L, BE −5.7 mmol/L

まず, ステップ1からです. pHは7.15で, 基準範囲の（Q8　　　　）から外れているので（Q9　　　）, PaCO₂は73.8 mmHgで基準範囲の（Q10　　　　）mmHgにないので（Q11　　　）, BEは −5.7 mmol/Lで基準範囲の（Q12　　　　）mmol/Lにないので（Q13　　　　）です. つまり, 3項目のうち1項目以上が基準範囲から外れているので, 酸塩基平衡は（Q14　　　　）と診断できます.

酸塩基平衡に異常があることがわかったので, ステップ2に進みます. ステップ2では, その酸塩基平衡異常の原因がアシドーシスなのかアルカローシスなのか判断することでした. そのためには（Q15　　　）を見ます. 判断基準は, （Q16　　　　）よりも高いか低いかです. pHは7.15で（Q16）より低いので, （Q17　　　　　）があると考えます.

次はステップ3です. pH＜（Q18　　　）なので, （Q19　　　　　　）の表を参考にします. PaCO₂とBEを見てみます. （Q20　　　　）因子のPaCO₂は73.8 mmHgで, （Q21　　　）mmHgより高いのでアシドーシスの原因になります. （Q22　　　　）因子のBEは−5.7 mmol/Lで, （Q23　　　　）mmol/Lより低いのでアシドーシスの原因になります. したがって, 呼吸性と代謝性の両方の因子に原因があるので混合性アシドーシスと診断できます.

A5. 7.40　　A6. 35mmHg　　A7. ＋2mmol/L　　A8. 7.35〜7.45　　A9. 異常　　A10. 35〜45
A11. 異常　　A12. −2〜+2　　A13. 異常　　A14. 異常　　A15. pH　　A16. 7.40　　A17. アシドーシス
A18. 7.40　　A19. アシドーシス　　A20. 呼吸性　　A21. 45　　A22. 代謝性　　A23. −2

4 4ステップ診断法—ステップ4
代償が働いているかどうかを診断する

　アシドーシスやアルカローシスの原因がわかったら，代償が働いているかどうかを診断します．酸塩基平衡の代償とは，一方の因子（呼吸性または代謝性）に異常があった場合，他方の因子（呼吸性の異常の場合は代謝性因子，代謝性の異常の場合は呼吸性因子）が変化してpHの変化を最小限に抑える反応でした．具体的な例を見てみましょう．

例題2 pH 7.30, $PaCO_2$ 38.3mmHg, HCO_3^- 18.1mmol/L, BE −7.2mmol/L

　これは，ステップ2，3で解いた例題2です．まずステップ1で酸塩基平衡に異常があることがわかり，ステップ2ではアシドーシスがあることがわかりました．そしてステップ3では代謝性アシドーシスと診断できました．

　では，代償があるかどうかを見てみましょう．この症例は代謝性アシドーシスなので，pHが低下します．このpHの変化をもう一方の因子が変動して最小限に抑えようという反応が代償でした．もう一方の因子とは何でしょうか．ここでは代謝性の障害なので，もう一方の因子は呼吸性因子になります．低下したpHを7.40に近づけるためには，呼吸性因子の$PaCO_2$はどう変化すればよいでしょうか．二酸化炭素は酸でした．したがって，$PaCO_2$が低下すればpHは上昇します．つまり，$PaCO_2$が基準範囲下限の35 mmHgより低下していれば，代償が働いていると判断します．しかし，この例では38.3 mmHgで基準範囲に留まっています．つまり，代償は働いていないと診断できます．代償が働いていない場合を，急性酸塩基平衡障害といいます．この例では代謝性アシドーシスなので，急性代謝性アシドーシスが最終診断になります．

次のデータは，同じ症例の翌日の検査結果です.

例題5　pH 7.32，PaCO₂ 33.2mmHg，HCO₃⁻ 16.5mmol/L，BE −7.5mmol/L

　評価してみましょう. まず，ステップ1からです. pHは7.32で，基準範囲の（Q1　　　　　　　）から外れているので（Q2　　　　　），PaCO₂は33.2mmHgで基準範囲の（Q3　　　　　）mmHgにないので（Q4　　　　　），BEは −7.5mmol/Lで基準範囲の（Q5　　　　　　）mmol/Lにないので（Q6　　　　　）です. つまり，3項目のうち1項目以上が基準範囲を外れているので，酸塩基平衡は（Q7　　　　　）と診断できます.

　酸塩基平衡に異常があることがわかったら，ステップ2に進みます. ステップ2では，その酸塩基平衡異常の原因がアシドーシスなのかアルカローシスなのか判断することでした. そのためには（Q8　　　）を見ます. 判断基準は，（Q9　　　　　）よりも高いか低いかです. pHは7.32で（Q9）より低いので，（Q10　　　　　　　　　）があると考えます.

　次はステップ3です. pH<（Q11　　　　　）なので，（Q12　　　　　　　　　）の表を参考にします. PaCO₂とBEを見てみます. （Q13　　　　　　）因子のPaCO₂は33.2mmHgで，（Q14　　　　　）mmHgより低いのでアシドーシスの原因にはなりません. （Q15　　　　　）因子のBEは−7.5mmol/Lで，（Q16　　　　　）mmol/Lより低いのでアシドーシスの原因になります. したがって代謝性アシドーシスと診断できます.

　では，代償があるかどうかを見てみましょう. この場合は代謝性アシドーシスなのでpHが低下します. このpHの変化を，もう一方の因子が変動して最小限に抑えようという反応が代償でした. もう一方の因子は（Q17　　　　　）因子になります. PaCO₂は基準範囲下限の（Q18　　　　　）mmHgより低下しています. したがって，代償が（Q19　　　　　）と診断できます. 代償が働いている場合を慢性酸塩基平衡障害といいます. この症例は代謝性アシドーシスなので，慢性代謝性アシドーシスが最終診断になります.

　この症例は，前日の検査時は急性代謝性アシドーシスでした. 今日は慢性代謝性アシドーシスなので，その間に呼吸性の代償機転が働いたと考えられます. pHを見てみると，前日の7.30に対して本日は7.32と，わずかですが7.40に近くなっています.

A1. 7.35〜7.45　　A2. 異常　　A3. 35〜45　　A4. 異常　　A5. −2〜＋2　　A6. 異常　　A7. 異常
A8. pH　　A9. 7.40　　A10. アシドーシス　　A11. 7.40　　A12. アシドーシス　　A13. 呼吸性　　A14. 45
A15. 代謝性　　A16. −2　　A17. 呼吸性　　A18. 35　　A19. 働いている

次の例はどうでしょうか.

> **例題3** pH 7.42, $PaCO_2$ 31.8 mmHg, HCO_3^- 20.2 mmol/L, BE $-$3.3 mmol/L

　これは，ステップ2，3で解いた例題3です．まずステップ1で酸塩基平衡に異常があることがわかり，ステップ2でアルカローシスがあることがわかりました．そしてステップ3では呼吸性アルカローシスと診断できました.

　では，代償があるかどうかを見てみましょう．この場合は（Q20　　　　　）因子に異常があり，アルカローシスなのでpHが上昇しています．このpHの変化を，もう一方の因子が変動して最小限に抑えようという反応が代償です．ここではもう一方は（Q21　　　　　）因子になります．上昇したpHを7.40に近づけるためには，（Q21）因子のBEはどう変化すればよいでしょうか．BEつまり炭酸水素イオンは（Q22　　　　　）でした．したがって，BEが（Q23　　　　　）すればpHは低下します．つまり，基準範囲下限の（Q24　　　　　）mmol/Lより低下していれば，代償が働いていると判断できます．この例では$-$3.3 mmol/Lと，わずかですが基準範囲を下回っています．つまり，代償が働いていると診断できます．代償が働いている場合は，（Q25　　　　　　　　　　　）といいます．この例では呼吸性アルカローシスなので，（Q26　　　　　　　　　　　　）が最終診断になります.

　ここで，代償が働いているかどうかの判断ポイントの一覧を示します.

表5　代償の有無を判断するポイント

●呼吸性アシドーシスの場合
　　BE≦＋2 mmol/L　⇒　代償なし　⇒　急性呼吸性アシドーシス
　　BE＞＋2 mmol/L　⇒　代償あり　⇒　慢性呼吸性アシドーシス
●呼吸性アルカローシスの場合
　　BE≧－2 mmol/L　⇒　代償なし　⇒　急性呼吸性アルカローシス
　　BE＜－2 mmol/L　⇒　代償あり　⇒　慢性呼吸性アルカローシス
●代謝性アシドーシスの場合
　　$PaCO_2$≧35 mmHg　⇒　代償なし　⇒　急性代謝性アシドーシス
　　$PaCO_2$＜35 mmHg　⇒　代償あり　⇒　慢性代謝性アシドーシス
●代謝性アルカローシスの場合
　　$PaCO_2$≦45 mmHg　⇒　代償なし　⇒　急性代謝性アルカローシス
　　$PaCO_2$＞45 mmHg　⇒　代償あり　⇒　慢性代謝性アルカローシス

A20. 呼吸性　　A21. 代償性　　A22. 塩基　　A23. 低下　　A24. －2　　A25. 慢性酸塩基平衡障害
A26. 慢性呼吸性アルカローシス

では，この例はどうでしょう．

例題4 pH 7.15, $PaCO_2$ 73.8mmHg, HCO_3^- 24.8mmol/L, BE -5.7mmol/L

　これは，ステップ3で解いた例題4です．ステップ1で酸塩基平衡に異常があることがわかり，ステップ2でアシドーシスがあることがわかりました．そしてステップ3で混合性アシドーシスと診断できました．では，代償があるかどうかを見てみましょう．代償反応とは，異常でないもう一方の因子が変動してpHの変化を抑えることでした．例題4では，呼吸性因子と代謝性因子の両方にアシドーシスの異常があります．そうなると代償する因子が残っていません．つまり代償反応は生じないのです．混合性酸塩基平衡障害では代償反応を生じないため，急性／慢性の区別はありません．ステップ4の検討は不要になります．

初学者のピットフォール！

　例題3のpHをもう一度見てみましょう．7.42です．この値だけ見たら基準範囲内です．しかし，分析していくと慢性呼吸性アルカローシスという診断になりました．呼吸性アルカローシスという病態があっても，代償反応でBEが変化するとpHは基準範囲内に留まることがあります．ステップ1で説明した「正常かどうかを判断するためには，pHだけでなく$PaCO_2$・BEのすべてを見なければならない」という理由がここにあります．

MEMO

　いろいろな疾患に急性／慢性の区別があります．一般的には一定期間以上その病態が続く場合を「慢性」ということが多いようです．しかし，酸塩基平衡障害の場合は時間経過で区別しません．代償反応が生じていないものを「急性」，代償反応が生じているものを「慢性」といいます．

5 4ステップ診断法—確認問題

　4ステップ診断法はマスターできたでしょうか．誰でも間違いなく診断できるフローを考えてみましたが，慣れるまでは戸惑う方がいるのも事実です．

　ここで確認の問題を解いていただきます．解説欄に間違えやすいポイントをまとめました．たどり着いた誤った診断ごとに，どこで判断を間違えたか分析してみました．学習の参考にしてください．

確認問題1

　pH 7.37, $PaCO_2$ 62.5mmHg, HCO_3^- 35.2mmol/L, BE ＋8.0mmol/L

　　　　　　　　　　　　　　診断（Q1）

解 説

　ステップ1で異常の有無を確認します．pHは基準範囲内ですが，$PaCO_2$・BEの2項目が基準範囲外なので，酸塩基平衡は異常です．異常なのでステップ2に進みます．pHが7.40より低いので，基本の病態はアシドーシスと判断できます．ステップ3ではそのアシドーシスの原因を探します．$PaCO_2$は基準範囲より高く，BEも基準範囲より高くなっています．高いBEはアシドーシスの原因にはならず，高い$PaCO_2$だけがアシドーシスの原因となるので，診断は呼吸性アシドーシスになります．ステップ4で代償の有無を調べると，代謝性因子のBEが基準範囲より高くなっています．つまり代償が働いているので，最終診断は慢性呼吸性アシドーシスとなります．

　正解できなかった方は，次頁以降の間違った答ごとのアドバイスを参考に復習してみてください．

A1. 慢性呼吸性アシドーシス

●酸塩基平衡正常と答えた方

pHが基準範囲内にあることだけを見て「正常」と診断しませんでしたか．pHが基準範囲内でも，$PaCO_2$とBEのすべてを見なければなりません．3項目すべてが基準範囲内のときのみ酸塩基平衡正常と診断できます．もう一度，ステップ1を読んでみてください．

●呼吸性アシドーシスと答えた方

惜しいですね．呼吸性アシドーシスは間違ってはいませんが，急性か慢性の区別ができれば満点です．ステップ4を読んでみてください．

●急性呼吸性アシドーシスと答えた方

ステップ3で呼吸性アシドーシスと診断できたところまでは合っています．ステップ4の判断を間違えましたね．この場合の代償は，代謝性因子のBEが基準範囲を超えて高くなることで，$PaCO_2$上昇によるpHの低下を少しでも軽くしようという反応です．つまり，BEが + 2 mmol/L よりも大きければ代償ありと診断できます．この例では + 8.0 mmol/L なので代償があります．すなわち慢性呼吸性アシドーシスになります．もう一度ステップ4を読んでみてください．

●混合性アシドーシスと答えた方

ステップ2までは合っていました．ステップ3でアシドーシスの因子を探すとき，BEの見方を間違えましたね．BEすなわち代謝性因子は，数字が大きくなるとアルカローシスになります．もう一度，第3章の「[1]酸と塩基」「[5]血液のpHを左右する因子」「[6]ベースエクセス（base excess）」を読んでみてください．

●代謝性アシドーシスと答えた方

ステップ2までは合っています．ステップ3でアシドーシスの因子を探すとき，$PaCO_2$とBEの評価を間違えましたね．二酸化炭素は酸なので，$PaCO_2$が高いとアシドーシスになります．アシドーシスの原因が代謝性因子にある場合は，BEが小さくなります．もう一度，第3章の「[1]酸と塩基」「[5]血液のpHを左右する因子」「[6]ベースエクセス（base excess）」を読んでみてください．

●アシドーシスと答えた方

ステップ2までは合っています．アシドーシスであることがわかったら，ステップ3, 4に進んで，原因因子の特定と代償反応が生じているかどうかを検討しましょう．

●代謝性アルカローシスと答えた方

　確かにBEはとても大きな値になっていて，代謝性アルカローシスのように見えます．しかしpHを見てください．7.40よりも低いですね．なので，この症例の基本の病態はアルカローシスではなくアシドーシスです．$PaCO_2$やBEの値に注目しすぎると，判断を誤ることがあります．ステップ1で異常とわかったら，ステップ2でアシドーシスかアルカローシスかをはっきりさせることを省略しないでください．

●慢性代謝性アルカローシスと答えた方

　ステップ2でアシドーシスであることの確認を忘れましたね．$PaCO_2$とBEがともに高値の場合，慢性呼吸性アシドーシスの場合と慢性代謝性アルカローシスの場合があります．両者は全く異なる病態ですが，似たような検査結果が得られます．その区別はpHの値にあります．この症例ではpHが7.40より低いので，アシドーシスがメインの病態といえます．ステップ3に進む前に，手順通りステップ2を確実に評価することが重要です．そして，「アシドーシス」という判定を最後まで忘れないで診断を進めていくことが大事です．

●呼吸性アルカローシスと答えた方

　$PaCO_2$が高くなるとアルカローシスになると勘違いしていませんか．二酸化炭素は酸なので，$PaCO_2$が高くなるとpHが低下してアシドーシスになります．もう一度，第3章の「①酸と塩基」「⑤血液のpHを左右する因子」を読んでみてください．

●アルカローシスと答えた方

　ステップ2でpHの評価を間違えましたね．pHは，低ければ酸性，高ければアルカリ性になります．酸塩基平衡に異常があった場合，血液のpHは7.40を基準として，低ければアシドーシスが，高ければアルカローシスがあると考えます．この場合は7.37なので，アルカローシスではなくアシドーシスがあると判断します．もう一度，第3章の「①酸と塩基」「⑤血液のpHを左右する因子」を読んでみてください．

pH 7.60,　PaCO$_2$ 33.4mmHg,　HCO$_3^-$ 33.0mmol/L,　BE ＋10.4mmol/L

診断（Q2）

解　説

　ステップ1で異常の有無を確認します．pH・PaCO$_2$・BEの3項目とも基準範囲外です．したがって酸塩基平衡は異常です．異常なのでステップ2に進みます．pHは7.40より高いので，基本の病態はアルカローシスと判断できます．ステップ3でアルカローシスの原因を探します．PaCO$_2$は基準範囲より低く，BEは基準範囲より高くなっています．低いPaCO$_2$と高いBEの両方ともアルカローシスの原因になるので，混合性アルカローシスと診断できます．混合性障害の場合は代償する因子が残っていないので，ステップ4に進む必要はなく，診断はここで終了です．

　正解できなかった方は，次の間違った答ごとのアドバイスを参考に復習してみてください．

●呼吸性アルカローシスと答えた方

　ステップ2までは合っています．ステップ3で早合点をしましたね．確かにPaCO$_2$は基準範囲より低く，呼吸性アルカローシスといえそうです．ただBEもよく見てください．これも基準範囲を外れて高値で，アルカローシスの原因になります．つまり，両方の因子がアルカローシスの原因になるので，混合性アルカローシスが正解です．呼吸性アルカローシスと診断するためには，PaCO$_2$が基準範囲以下であることに加えて，代謝性因子がアルカローシスではない，つまりBEが基準範囲より高くないことが必要です．1つの因子を見つけるとそれに飛びついてしまいがちですが，必ずもう一方の因子も確認するようにしてください．

●代謝性アルカローシスと答えた方

　ステップ2までは合っています．ステップ3で早合点をしましたね．確かにBEは基準範囲より高く，代謝性アルカローシスのように見えます．ただPaCO$_2$もよく見てください．これも基準範囲以下の値で，アルカローシスの原因になります．つまり，両方の因子

A2.　混合性アルカローシス

がアルカローシスの原因になるので，混合性アルカローシスが正解です．代謝性アルカローシスと診断するためには，BEが基準範囲以上であることに加えて，呼吸性因子がアルカローシスではない，つまりPaCO$_2$が基準範囲より低くないことが必要です．1つの因子を見つけるとそれに飛びついてしまいがちですが，必ずもう一方の因子も確認するようにしてください．

●急性か慢性か悩まれた方

　慢性酸塩基平衡障害の定義は，代償反応を生じていることでした．血液の酸塩基平衡を左右する因子は呼吸性と代謝性の2つがあります．混合性酸塩基平衡障害では，その両者に異常があるため，代償する因子が残っていません．したがって，急性／慢性の区別はなく，代償反応の有無をチェックするステップ4の検討も不要です．もう一度，第3章の「8 酸塩基平衡の代償反応」と第4章のステップ4を読んでみてください．

●アルカローシスと答えた方

　ステップ2までは合っています．アルカローシスであることがわかったら，ステップ3に進んで，原因因子を特定しましょう．

●アシドーシスと答えた方

　ステップ2でpHの評価を間違えましたね．pHは，低ければ酸性，高ければアルカリ性になります．酸塩基平衡に異常があった場合，血液のpHは7.40を基準として，低ければアシドーシスが，高ければアルカローシスがあると考えます．この場合は7.60なのでアシドーシスではなくアルカローシスがあると判断します．もう一度，第3章の「1 酸と塩基」「5 血液のpHを左右する因子」を読んでみてください．

●酸塩基平衡正常と答えた方

　もう一度pH・PaCO$_2$・BEの基準範囲を見直してみてください．基準範囲は慣れてくると覚えてしまいますが，初めはメモを見ながらで構いません．

---- 第 5 章 ----

臨床と結びつけよう

　第4章では，血液ガス分析結果の診断法を勉強しました．酸塩基平衡は，解説した4ステップ診断法で機械的に診断することが可能です．しかし，呼吸性アシドーシスや代謝性アルカローシスの診断がついても，それがすぐ治療に役立つわけではありません．酸塩基平衡の診断は，正常や診断が難しい2病態も含めて全部で13パターンです．1枚の検査結果用紙からわかることは，その13パターンのどれに該当するかを診断できるだけで，これでは臨床的に不十分です．患者背景や現病歴を考慮して病態と結びつけることで，初めて治療に役立ちます．

　疾患は無数にあるので，一つの酸塩基平衡異常のパターンにはたくさんの疾患や病態が含まれます．さらに治療が加えられ，薬剤を投与していれば酸塩基平衡は修飾を受けます．したがって，酸塩基平衡診断結果から疾患や病態を推定するにはたくさんの知識と経験が必要になります．これが酸塩基平衡を難しいと感じさせる要因です．

　ここでは，酸塩基平衡異常をきたす病態のいくつかを紹介します．特に最初の2項目は酸塩基平衡異常の中でも重篤な病態で，適切で速やかな対応が患者の転帰を左右する可能性もあります．これらを見逃さないように注意しましょう．

1 低酸素症

　低酸素症は（Q1　　　　　　　　　　　　）の酸素が不足した状態で，血液の酸塩基平衡は（Q2　　　　　　　　　　　　　）となります．同時にブドウ糖の中間代謝産物である（Q3　　　　　　　）が大量に産生されます．血液ガス分析結果で（Q2）と（Q3）濃度の上昇を見たら低酸素症を強く疑います．低酸素血症は低酸素症の大きな要因になりますが，（Q4　　　　　　）や（Q5　　　　　　）や（Q6　　　　　　）も原因となります．低酸素症でも軽症の場合や発症初期のPaCO₂は（Q7　　　　　）しますが，悪化・遷延すると上昇して，酸塩基平衡は（Q8　　　　　　　　　　）となります．

解 説

　エネルギー源であるブドウ糖の代謝過程を詳しく見てみましょう（**図14**）．ブドウ糖は，分解の過程で二酸化炭素と水素を放出します．水素は，NAD⁺（酸化型ニコチンアミド・アデニン・ジヌクレオチド）と反応して一時的にNADH（還元型ニコチンアミド・アデニン・ジヌクレオチド）＋H⁺となります．NADH＋H⁺は酸素と反応して大きなエネルギーを発生し，NAD⁺と水に戻ります．このエネルギーを利用してADPとリン酸イオンと水素イオンからATPが合成されます．戻ったNAD⁺は再利用されます．合成されたATPは分解されるときに大きなエネルギーを発して他の化学反応を支援し，さまざまな細胞活動に利用されます．

　酸素がないと，NADH＋H⁺が処理できないため細胞内の水素イオン濃度が上昇します．ATP合成もされないので，ATP合成に利用されるはずの水素イオンも細胞内に蓄積します．この両者が原因となって細胞内はアシドーシスとなります．この影響は細胞外にも及び，血液は代謝性アシドーシスを呈します．ブドウ糖代謝は最終段階まで進むことができなくなり，中間代謝産物であるラクテートが蓄積していきます．血液ガス分析結果で代謝性アシドーシスとラクテート濃度の上昇を見たら，低酸素症を強く疑います．低酸素症は細胞内のエネルギー産生が不十分な状態なので，意識障害や重要臓器不全を生じる可能性が高い危険な病態といえます．

A1. ミトコンドリア または 細胞　　A2. 代謝性アシドーシス　　A3. ラクテート または 乳酸イオン　　A4. 心不全※
A5. 貧血※　　A6. 敗血症※　　A7. 低下　　A8. 混合性アシドーシス　　　　　　　　　　　　　　　　　　※A4〜6は順不同

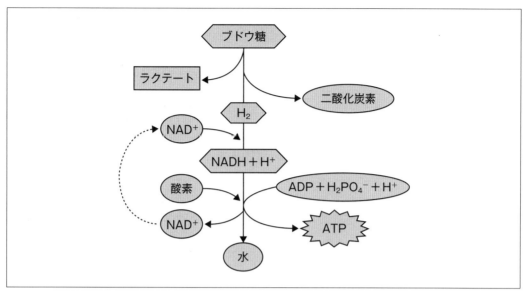

図14　ブドウ糖の代謝の詳細

ブドウ糖は，分解されていく最終段階で水素（H_2）を発生する．H_2は補酵素であるNADと一時結合するが，その後酸素と反応して水になる．このとき，ADPとリン酸イオン（$H_2PO_4^-$）と水素イオン（H^+）からATPが合成される．もし酸素がなければ，反応できないH^+が大量に発生する．

NAD：ニコチンアミド・アデニン・ジヌクレオチド，ATP：アデノシン三リン酸，ADP：アデノシン二リン酸，$H_2PO_4^-$：リン酸イオン

　細胞内アシドーシスの代償や危機的状況を反映した交感神経系の興奮のため，低酸素症の初期には$PaCO_2$が低下します．しかし低酸素症が持続すると呼吸筋のエネルギー枯渇から低換気となり，$PaCO_2$は上昇して混合性アシドーシスとなります．これは，心停止の一歩手前の非常に重篤な状態といえます．

　低酸素症については第2章「③酸素化障害と低酸素血症と低酸素症」も参照してください．

2 中枢性過換気

　脳圧亢進や頭蓋内の炎症があると，換気が促迫して酸塩基平衡は（Q1　　　　　）となります．（Q1）の程度は頭蓋内病変の重篤さに関連します．

解　説

　生体にとって重要な脳は，硬い頭蓋骨で囲まれ保護されています．外力からは守られますが，内部で発生した異常に対しては弱点となります．脳以外の身体組織は感染や炎症があっても局所の腫脹で済みますが，骨で囲まれた頭蓋内では内部の圧が上昇してしまうからです．

　その一方で，中枢神経系を灌流する動脈は，$PaCO_2$が低下すると収縮し，上昇すると拡張する性質があります．動脈の収縮は血流量を減少させ，頭蓋内の血液量が減少します．頭蓋内は脳実質・脳脊髄液・血管内の血液で占められていますが，$PaCO_2$の低下で頭蓋内血液量が減少すれば，脳圧は下がることになります．脳圧亢進は呼吸中枢を刺激して過換気を誘発し，$PaCO_2$を低下させますが，これは脳圧上昇を抑えるように働き，生体にとって好都合といえます．

　頭蓋内に炎症があるときは，脳の実質が腫脹して脳圧亢進状態となります．脳圧が高くなくても，炎症物質が直接呼吸中枢を刺激して過換気を誘発します．頭蓋内の炎症には，感染・出血して変性した血液・梗塞で壊死した組織・全身の代謝性疾患など多くの原因があります．

　これらの理由で，頭蓋内に異常があると呼吸性アルカローシスが観察されます．これを中枢性過換気といいます．頭蓋内の病変が重篤なほど$PaCO_2$の低下も大きく，経時的に評価すれば頭蓋内病変の推移を追うことが可能で治療効果の判定にも有用です．

　呼吸性アルカローシスはさまざまな原因で生じます．驚愕したときのように心因性の一過性のものもありますが，脳出血・脳梗塞・脳炎・脳膿瘍・脳腫瘍・代謝性脳症のように重篤な疾患が隠れている場合もあります．

A1.　呼吸性アルカローシス

3 乳酸アシドーシス

　ヒトの主要なエネルギー源である（Q1　　　　　　　　）の代謝が途中で阻害されると，ラクテートが産生されます．同時に，（Q2　　　　　　　　　）でのエネルギー産生が滞って（Q3　　　　　　　　　　　　）を生じます．血中ラクテート濃度の上昇と（Q3）を同時に認めた病態を乳酸アシドーシスといいます．乳酸アシドーシスは，（Q4　　　　　　）・（Q5　　　　　　　　）・（Q6　　　　　　　）・（Q7　　　　　　　）などで認める重篤な病態です．

解　説

　ヒトの主要なエネルギー源であるブドウ糖は，p.5の**図3**やp.53の**図14**のような経路で代謝されてエネルギーを生み出します．この反応が滞ると，中間代謝産物であるラクテート（乳酸イオン）が産生されます．このときに作られるのは，「乳酸」ではなく「乳酸イオン（ラクテート）」です．「乳酸」という日本語にとらわれすぎるとラクテートも「酸」であるという錯覚を起こしますが，ラクテートは水素イオンと結合するので，正しくは「塩基」です．したがって，血中のラクテート（乳酸イオン）濃度の上昇が，代謝性アシドーシスに直結するわけではありません．

　陰イオンである乳酸イオン濃度の上昇は，炭酸水素イオン（HCO_3^-）濃度を低下させる可能性があるので代謝性アシドーシスの原因になりますが，炭酸水素イオン濃度は他のイオン濃度の影響も受けるので必ずしも代謝性アシドーシスになるわけではありません．代謝性アシドーシスが顕著なときは，細胞内の酸素不足でNADHが過剰になっている場合やエネルギー不足でATP分解が亢進している場合がほとんどといえます．

　乳酸アシドーシスは，血中ラクテート濃度の上昇と代謝性アシドーシスが同時に見られる病態です．糖代謝が順調でないこととエネルギー欠乏が同時に生じている重篤な状態で，早急に原因を明らかにして治療を開始しないと心停止に至る危機的状況といえます．

　糖代謝障害の原因にはいろいろありますが，乳酸アシドーシスを呈した場合の原因として最も頻度が高いのはミトコンドリアの低酸素症です．低酸素症は，低酸素血症・循環不全・敗血症・高度の貧血などで生じます．そのほか，頻度は低いものの介入の遅れで重篤な後遺症を生じるものに，ビタミンB_1欠乏症があります．

　A1. ブドウ糖　　A2. ミトコンドリア　　A3. 代謝性アシドーシス　　A4. 低酸素血症※　　A5. 循環不全 または
ショック※　　A6. 敗血症※　　A7. 高度の貧血※　　　　　　　　　　　　　　　　　　　　※A4〜7は順不同

4 ケトアシドーシス

血中の（Q1　　　　　　　　　）濃度が上昇している状態をケトーシスといいます．ケトーシスと（Q2　　　　　　　　　　　）が同時に見られる場合をケトアシドーシスといい，細胞への（Q3　　　　　　　　）取り込みが高度に低下していることを示唆しています．

解　説

アセト酢酸イオン，アセトン，β-ヒドロキシ酪酸イオンの3者を合わせてケトン体といいます．ケトン体はアセチルコエンザイム（CoA）という物質から作られ（**図15**），その濃度はアセチルCoAの濃度と比例します．少量のケトン体は常に血中に存在し，一部の組織では重要なエネルギー源にもなっています．

生体の二大エネルギー源であるブドウ糖と脂肪酸は，数段階の代謝を受けてどちらもアセチルCoAになります（**図15**）．アセチルCoAはオキサロ酢酸イオンと結合してクエン酸イオンになります．クエン酸イオンは分解されながらエネルギーを産生し，オキサロ酢酸イオンに戻ります．クエン酸イオンの分解産物の一部はアミノ酸合成にも使われるため，細胞内のオキサロ酢酸イオン濃度は次第に低下します．不足分のオキサロ酢酸はブドウ糖から供給されます（**図15**の点線の経路）が，脂肪酸から作ることはできません．ブドウ糖の供給が少なくエネルギー源が極端に脂肪酸に片寄っていると，オキサロ酢酸イオンの補充が不足し，結合できないアセチルCoA濃度が上昇してケトン体濃度も上昇します．この状態は，ブドウ糖を細胞内に取り込む際に必要なインスリンの作用が不足している糖尿病で発生することが知られています．飢餓状態や高度の糖質制限食摂取でも生じます．

細胞内のブドウ糖不足がさらに進行すると，オキサロ酢酸イオンが枯渇してクエン酸イオンが作れなくなります．この状態ではエネルギー産生もできなくなり，ATP分解が亢進して代謝性アシドーシスとなります．ケトン体のうちアセト酢酸イオンとβ-ヒドロキシ酪酸イオンは陰イオンなので，その濃度上昇は代謝性アシドーシスの原因になりますが，他のイオン濃度の影響も受けるため，必ずしも代謝性アシドーシスになるわけではありません．代謝性アシドーシスが顕著なときは，細胞内のエネルギー不足時といえます．

A1. ケトン体　　**A2.** 代謝性アシドーシス　　**A3.** ブドウ糖

「ケトアシドーシス」というのは，血中ケトン体濃度の上昇と代謝性アシドーシスが同時に見られる病態です．細胞内のブドウ糖不足が高度で，エネルギー欠乏も顕著になっている重篤な状態といえます．

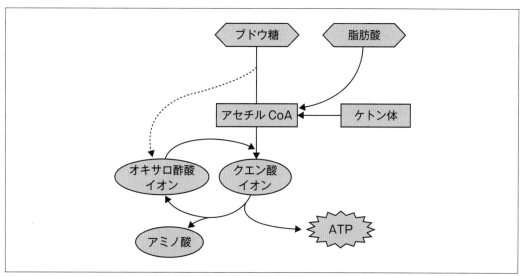

図15 脂肪酸の代謝も含めた細胞内のエネルギー産生系
ブドウ糖も脂肪酸も，数段階の代謝を受けてアセチルCoAとなる．アセチルCoAはオキサロ酢酸イオンと結合してクエン酸イオンになり，クエン酸イオンが分解される際にエネルギーを産生する．分解されたクエン酸イオンはオキサロ酢酸イオンに戻り，再度アセチルCoAと反応するサイクルが形成されている．クエン酸イオンの分解産物の一部はアミノ酸合成に使われるので，細胞内のオキサロ酢酸イオン濃度は次第に低下する．不足分のオキサロ酢酸はブドウ糖から供給される（点線の経路）が，脂肪酸からオキサロ酢酸イオンを作ることはできない．エネルギー源が極端に脂肪酸に片寄っていると，オキサロ酢酸イオンが枯渇し，細胞内アセチルCoAが増加する．アセチルCoA濃度の上昇はケトン体濃度も上昇させる．

5 敗血症

　敗血症では，ミトコンドリアの（Q1　　　　　）が欠乏して酸塩基平衡は（Q2　　　　　　　　　　）となります．それを代償するために過換気となるので，（Q3　　　　　　　　）が低下して多くの場合は（Q4　　　　　　　　　　　　　　　）となります．軽症の場合や治療介入後の回復期には，慢性または急性の（Q5　　　　　　　　　　　　　）となることもあります．

解説

　敗血症では，血管透過性の亢進で血管内脱水を生じ，過度の血管拡張も加わって血圧が低下します．さらに末梢の動静脈シャント血管が拡張してシャント血流が増加するため，組織を流れる血液は非常に不足します．これはミトコンドリアの酸素欠乏を招き，低酸素症の状態となります．低酸素症では細胞内の水素イオンを処理できないため，代謝性アシドーシスを生じます（第5章「[1]低酸素症」を参照）．同時に血液のpHを正常化させる代償機転として過換気が誘発され，$PaCO_2$が低下するため多くの場合は慢性代謝性アシドーシスになります．呼吸性代償は速やかに生じるので，急性代謝性アシドーシスになることは稀です．併存する呼吸器疾患や中枢神経障害などで代償が不十分な場合は，急性代謝性アシドーシスまたは混合性アシドーシスになることもあります．

　ミトコンドリアの低酸素症の場合，代謝性アシドーシスの原因となる水素イオンは細胞内で作られ，その影響で血液のpHも低下します．軽症の場合や治療介入後の回復過程では血液中の水素イオンは腎臓などで処理されて正常化することもありますが，細胞内の水素イオン濃度は高値が続くのでそれを代償するための過換気も続きます．このときに血液ガス分析を行うと，HCO_3^-は正常または軽度に低下しているだけで，$PaCO_2$の低値だけが目立ちます．つまり，酸塩基平衡診断では急性または慢性の呼吸性アルカローシスとなります．本来はアシドーシスの病態ですが，血液の分析値は修飾を受けて病態を反映しなくなっているのです．この状態を「細胞内アシドーシスに対する呼吸性代償」と評価することもあります．代謝に関連した化学反応は主に細胞内で起きますが，酸塩基平衡診断は細胞外の血液で行います．細胞内の状態を血液検査で推定することの限界といえます．

A1. 酸素　　A2. 代謝性アシドーシス　　A3. $PaCO_2$　　A4. 慢性代謝性アシドーシス　　A5. 呼吸性アルカローシス

6 電解質異常と酸塩基平衡 — 嘔吐

　胃では胃液が分泌されます．胃液は酸性ですが，その成分は（Q1　　　　　　）です．嘔吐が続くと，（Q2　　　　　　　　）の排泄が過剰になります．陰イオンである（Q2）の血中濃度低下は，（Q3　　　　　　　　　　）濃度の上昇をもたらし，酸塩基平衡は（Q4　　　　　　　）となります．この現象は長期・大量の嘔吐で見られますが，胃管留置による大量の排液でも生じます．

解 説

　消化管の入り口である胃では胃液が分泌されます．胃液には塩酸（HCl）が含まれるため，高度の酸性です．消化管経由の細菌侵入を防ぐためのシステムといわれています．

　胃管によるドレナージや嘔吐が続くと，塩酸の成分である塩化物イオン（Cl^-）を喪失します．陽イオン濃度の総和と陰イオン濃度の総和は等しいという原則（第3章「10 アニオンギャップ」を参照）があるため，血中のCl^-濃度の低下は陰イオンである炭酸水素イオン濃度を上昇させ，代謝性アルカローシスを誘発します．

A1. 塩酸　　**A2.** 塩化物イオン（Cl^-）　　**A3.** 炭酸水素イオン（HCO_3^-）　　**A4.** 代謝性アルカローシス

7 電解質異常と酸塩基平衡 ― 下痢

　腸の内容物の酸性度は（Q1　　　　　　　　　）です．下行結腸やS状結腸では水とともに電解質が吸収されますが，下痢のために吸収が不十分になると電解質を喪失して（Q2　　　　　　　　　）となります．

解 説

　胃では強酸性の胃液が分泌されて食物の殺菌に役立っていますが，腸以下の消化管で分泌される消化酵素は弱アルカリ性で活性を発揮します．そのため，膵液中には高濃度のナトリウムイオン・カリウムイオンと炭酸水素イオンが含まれ，胃から送られてきた酸性の食物を中和しています．消化が終わると水と電解質は下行結腸およびS状結腸で吸収され，無駄な喪失を防いでいます．

　下痢があると水分とともにこれらの電解質を喪失し，代謝性アシドーシスとなります．回腸や横行結腸に人工肛門を増設した場合も，水電解質の吸収が不十分になるため代謝性アシドーシスに傾きやすくなります．

A1. 弱アルカリ性　　A2. 代謝性アシドーシス

8 腎疾患

　腎疾患があると，酸塩基平衡は一般に（Q1　　　　　　　　　　　）となります．呼吸性代償は速やかに生じるので，症例の多くは（Q2　　　　　　　　　　　）となります．

　（Q1）の原因は2つあります．1つは（Q3　　　　　　　　　）の喪失で，もう1つは不揮発酸である（Q4　　　　　　）や（Q5　　　　　　）の排泄障害です．不揮発酸の排泄障害の場合は，（Q6　　　　　　　　　）が開大します．

解 説

　糸球体で濾過された原尿には，血清とほぼ同濃度の炭酸水素イオンが含まれています．原尿は成人で1日に100L以上作られるので，この中に含まれる炭酸水素イオンがすべて排泄されると大量の塩基を失うことになります．健常者では，このほとんどを近位尿細管で再吸収して喪失を防いでいます．腎機能障害にもいくつかのパターンがあります．尿細管機能が障害されている場合は，炭酸水素イオンの再吸収不足による代謝性アシドーシスが強く現れます．糸球体濾過量減少が主で尿細管機能が保たれている場合は，炭酸水素イオンを十分再吸収できるので炭酸水素イオン濃度低下による代謝性アシドーシスはあまり生じることはなく，不揮発酸であるリン酸イオンや硫酸イオンの排泄障害が目立ちます．遠位尿細管における水素イオンの排泄障害では炭酸水素イオン濃度低下による代謝性アシドーシスを生じます．不揮発酸の排泄障害はアニオンギャップを開大させますが，炭酸水素イオンの再吸収障害や水素イオンの排泄障害では開大しないので，鑑別に有用です．

A1. 代謝性アシドーシス　　**A2.** 慢性代謝性アシドーシス　　**A3.** 炭酸水素イオン（HCO_3^-）　　**A4.** リン酸イオン（$H_2PO_4^-$）※　　**A5.** 硫酸イオン（SO_4^{2-}）※　　**A6.** アニオンギャップ　　※A4とA5は順不同

9 医原性の酸塩基平衡異常
― 輸血，ループ利尿薬，炭酸脱水酵素阻害薬

●輸　血

　大量輸血後の酸塩基平衡は，（Q1　　　　　　　　　　　　　　）になる傾向があります．
これは，輸血製剤中に含まれる抗凝固薬の影響で（Q2　　　　　　　　　　　）が過剰摂
取になるためとされています．

●ループ利尿薬

　ループ利尿薬を投与すると，酸塩基平衡は（Q3　　　　　　　　　　　）になります．

●炭酸脱水酵素阻害薬

　炭酸脱水酵素阻害薬を服用すると，酸塩基平衡は（Q4　　　　　　　　　　）になります．

解　説

●輸　血

　輸血製剤には，抗凝固薬としてクエン酸ナトリウムが含まれています．輸血とともに投与されたクエン酸イオンは代謝されるのに対して，ナトリウムイオン（Na^+）は体内に貯留して過剰になります．陽イオンであるNa^+濃度の上昇は，間接的に炭酸水素イオン濃度を上昇させ，代謝性アルカローシスを誘発します．

●ループ利尿薬

　フロセミドなどのループ利尿薬は，ヘンレループでのNa^+・Cl^-の再吸収を強力に抑制します．その代償反応として遠位尿細管でのNa^+再吸収が促進し，それと引き換えにK^+やH^+が排泄されます．その結果，低カリウム血症と代謝性アルカローシスをきたすことが多くなります．

●炭酸脱水酵素阻害薬

　炭酸脱水酵素阻害薬（アセタゾラミド）は，緑内障やてんかんの治療に用いられる薬剤です．遠位尿細管における水素イオンの排泄を間接的に阻害するので，長期服用患者では強い代謝性アシドーシスになることがあります．原因不明の代謝性アシドーシスを見た場合は，常用薬を確認する必要があります．

A1. 代謝性アルカローシス　　A2. ナトリウムイオン（Na^+）　　A3. 代謝性アルカローシス　　A4. 代謝性アシドーシス

第 6 章

データがおかしいとき

　日々の臨床で，どうしても納得できない血液ガス分析結果に遭遇することがあります．この章では，採血や検査上のよくあるエラーを取り上げます．これらに気をつけて，正確な検査と診断ができるように心がけてください．しかし，エラーを100％防ぐことはできません．血液ガス分析装置から出力されたデータをそのまま鵜呑みにするのではなく，患者背景や病態と照らし合わせて矛盾がないことを確認する姿勢も重要です．

1 検体の放置

　血液ガス分析のために採血した検体は，放置すると測定値が変化します．最も変化が大きいのは（Q1　　　　　　　）で，時間とともに低下します．その原因は（Q2　　　　　　）による（Q3　　　　　　）の消費です．この影響を減らすためには，採血から分析までの時間をできるだけ短くします．

解　説

　血液中には白血球があります．好気性代謝が活発な白血球は，検体中の酸素を旺盛に消費します．酸素の消費量は時間に比例するので，酸素分圧も時間経過とともに低下します．これを防ぐには，採血から分析までの時間をできるだけ短くします．酸素の消費は白血球数にも依存します．白血病や白血球増多症で白血球数が異常に増加している場合は，採血直後に検査しても測定された酸素分圧の値を全く信用できないことがあります．白血球の代謝は温度に依存するため，どうしても測定までに時間を要する場合や白血球数が著しく多い場合は，氷水で冷却することも有用です．しかし，通常の白血球数の血液をすぐ検査できる場合は冷却する必要はないとされています．

　赤血球も代謝していますが，ミトコンドリアがないため好気性代謝はできず，酸素を消費しません．その代わり嫌気性代謝でラクテートを産生します．しかしその代謝速度は遅く，大きな影響はありません．

A1. 酸素分圧　　A2. 白血球　　A3. 酸素

2 空気の混入

　空気が混入した検体を血液ガス分析すると，二酸化炭素分圧は（Q1　　　　　　）し，酸素分圧は（Q2　　　　　　　）に近づき，pHは（Q3　　　　　　）します．

解 説

　酸素や二酸化炭素は，液体である血液と接している気体の間を，分圧の高いほうから低いほうへ移動します．二酸化炭素は空気中にもありますが，その濃度は0.04％程度とごくわずかなので，分圧にするとほぼ0 mmHgです．したがって，検体の中に空気が混入していると，検体から空気に向かって二酸化炭素が移動して，検体の二酸化炭素分圧は低下します．

　空気中には酸素が20.9％あります．分圧にすると約150 mmHgです．もし検体の酸素分圧が150 mmHgより低ければ，混入した空気から検体に向かって酸素が移動して検体の酸素分圧は上昇します．逆に検体の酸素分圧が150 mmHgより高ければ，検体から空気に向かって酸素が移動し，検体の酸素分圧は低下します．

　pHは，二酸化炭素分圧低下を反映して上昇します．HCO_3^-やBEはほとんど変化しません．

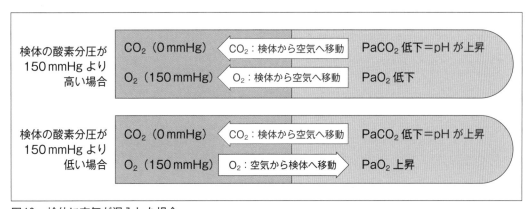

図16　検体に空気が混入した場合

A1. 低下　　A2. 150 mmHg　　A3. 上昇

実際の分析例を見てみましょう.

pH 7.40, $PaCO_2$ 37.9mmHg, PaO_2 136mmHg, HCO_3^- 23.2mmol/L, BE -0.8mmol/L

これは，空気が混入していた検体の分析結果です．この結果だけを見ると酸塩基平衡は正常と判定できます．

pH 7.35, $PaCO_2$ 46.7mmHg, PaO_2 103mmHg, HCO_3^- 24.8mmol/L, BE -0.5mmol/L

これは，空気が混入しないように注意しながら直後に再検した結果です．実際には急性呼吸性アシドーシスだったことがわかります．空気の混入で，$PaCO_2$の低下とpHの上昇を生じていました．真のPaO_2は103mmHgで空気中の酸素分圧である150mmHgより低かったため，空気の混入で上昇したこともわかります．

これらの変化は，空気と触れている時間に依存して大きくなります．血液ガス分析の検体はできるだけ空気に触れないようにする必要がありますが，もし採血したシリンジ内に空気が混入した場合は速やかに除去します．また，わずかに残ってしまったかもしれない空気の影響を少なくするため，採血したらすぐに分析することも重要です．

3 静脈血の混入

　血液ガス分析は原則として動脈血を検体とします．静脈血が混入していると，測定された酸素分圧は（Q1　　　　　）し，二酸化炭素分圧は（Q2　　　　　）し，pHは（Q3　　　　　）します．

解　説

　穿刺して動脈採血するとき，静脈血が混入してしまうことがあります．静脈血の混入で最も大きな影響を受ける血液ガス分析値は酸素分圧です．仮に，動脈血の酸素分圧が100 mmHg，静脈血の酸素分圧が40 mmHgだったとします．これらを等量ずつ混合した血液の酸素分圧は，50 mmHg台前半の値になります．なぜ単純平均値の70 mmHgにならないかというと，血液中の酸素の大部分はヘモグロビンと結合していて，その量は分圧に比例しないからです．したがって，少量の静脈血の混入でも検体の酸素分圧は大きく低下することになります．

　静脈血は末梢の組織で産生された二酸化炭素を回収して肺に運ぶため，二酸化炭素分圧は動脈血より高くなります．静脈血の二酸化炭素分圧は部位によって異なりますが，平均すると5〜6 mmHgほど動脈血より高くなります．静脈血のpHは，二酸化炭素分圧上昇のため動脈血より低下します．HCO_3^-やBEに大きな変化はありません．二酸化炭素分圧・HCO_3^-濃度・BE・pHは動静脈での差が小さいので，静脈血の混入がわずかな場合には大きな影響がありません．

　実際の分析例を見てみましょう．①は動脈血，②はほぼ同時に測定した静脈血です．酸素分圧に大きな違いが見られます．酸塩基平衡は，静脈血を分析すると慢性呼吸性アシドーシスになってしまいますが，診断は動脈血で行うのでこの患者さんは正常です．

①pH 7.40, $PaCO_2$ 41.4mmHg, PaO_2 291.0mmHg, HCO_3^- 25.0mmol/L, BE 0.6mmol/L
②pH 7.37, $PvCO_2$ 49.5mmHg, PvO_2 40.0mmHg, HCO_3^- 27.6mmol/L, BE 2.3mmol/L

A1. 低下　　A2. 上昇　　A3. 低下

4 生理食塩液による希釈

　動脈ラインから検体を採取したときに，回路内の生理食塩液が混入すると二酸化炭素分圧は（Q1　　　　）し，HCO_3^-は（Q2　　　　　）し，BEも（Q3　　　　）します．最近の血液ガス分析装置では電解質やヘモグロビン濃度も測定されます．生理食塩液の混入で，Na^+は（Q4　　　　　　　）に近づき，K^+は（Q5　　　　　）し，Cl^-は（Q6　　　　　）に近づきます．ヘモグロビン濃度は（Q7　　　　）し，グルコース濃度は（Q8　　　　）します．これらも合わせて判断すると，生理食塩液混入の発見が容易になります．

解 説

　動脈ラインが留置されている患者さんで血液ガス分析を行うとき，多くの場合は動脈ラインから検体を採取します．通常，動脈ラインはヘパリンを添加した生理食塩液で満たします．採血時は回路内に血液を吸引して採血ポートから検体を採取しますが，吸引が不十分だと生理食塩液が検体に混入して検査結果に影響を与えます（**図17**）．生理食塩液は0.9％の塩化ナトリウム（NaCl）水溶液で，Na^+とCl^-をそれぞれ154mEq/L含有し，K^+やグルコース（Glu）やHCO_3^-は含みません．もちろんヘモグロビン（Hb）も含みません．二酸化炭素もほとんど含まれないので，二酸化炭素分圧はほぼゼロです．この生理食塩液が検体に混入すると，Na^+とCl^-は154mEq/Lに近づき，他の検査項目はすべて低下します．

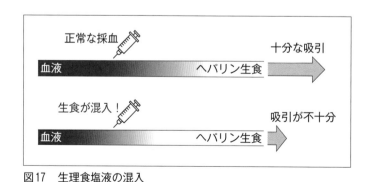

図17　生理食塩液の混入

A1. 低下　　A2. 低下　　A3. 低下　　A4. 154mEq/L　　A5. 低下　　A6. 154mEq/L　　A7. 低下　　A8. 低下

これは，ある症例の血液ガス分析結果です．

pH 7.43，PaCO$_2$ 26.5mmHg，HCO$_3^-$ 17.1mmol/L，BE −6.0mmol/L
Na 135mEq/L，K 2.1mEq/L，Cl 116mEq/L，Hb 8.1g/dL，Glu 115mg/dL

酸塩基平衡診断は慢性呼吸性アルカローシスになります．しかし，この症例はそれまで異常がありませんでした．他の項目を見てみると，電解質濃度がいつもと大きく違い，明らかな出血はないのにHb濃度が前回より低下しています．そこで，再検したのが次のデータです．

pH 7.43，PaCO$_2$ 36.1mmHg，HCO$_3^-$ 23.7mmol/L，BE 0.1mmol/L
Na 128mEq/L，K 3.0mEq/L，Cl 104mEq/L，Hb 10.0g/dL，Glu 154mg/dL

酸塩基平衡は正常でした．電解質やHb濃度も前回の値とほぼ変わりがありませんでした．データの変化から，初回は生理食塩液で希釈された検体だったことが強く疑われます．

5 安定した状態でないときの測定

症例①

pH 7.36，PaCO$_2$ 41.4mmHg，PaO$_2$ 165mmHg，HCO$_3^-$ 22.9mmol/L，BE −1.8mmol/L

　これは，手術室からICUに入室した直後の血液ガス分析結果です．室内気吸入・自発呼吸の状態です．酸塩基平衡診断は（Q1　　　　　　）です．（Q2　　　　　　）は異常な値です．再検査を要します．

症例②

　　pH 7.43，PaCO$_2$ 30.9mmHg，HCO$_3^-$ 19.9mmol/L，BE −3.5mmol/L

　これは慢性腎臓病で通院している患者さんの血液ガス分析結果です．酸塩基平衡診断は（Q3　　　　　　　　　　　　　）です．しかし，慢性腎臓病の場合は（Q4　　　　　）であることが多く，この患者さんには（Q3）を説明できるような疾患や病態が見当たりません．

解 説

　症例①は室内気吸入下の血液ガス分析結果です．酸塩基平衡は正常で問題ありませんが，PaO$_2$は室内気吸入にしては高すぎます．高圧な環境でない限り，室内気吸入下のPaO$_2$は通常100mmHg以下です．110mmHg程度まで上昇することはありますが，150mmHgを超えることは絶対にありません．なぜなら，空気の酸素分圧が150mmHgだからです．この症例は手術室からICUに入室しました．手術室からは酸素吸入下で搬送されましたが，ICU入室時のSpO$_2$が良好だったため酸素投与を終了しました．この血液ガス検体は，その直後に採血されていました．つまり，酸素投与終了から十分な時間が経っていなかったため，肺内や体内に酸素投与の影響が残っていたと考えられます．15分後に再検すると次の通りでした．

A1. 正常　　A2. PaO$_2$　　A3. 慢性呼吸性アルカローシス　　A4. 慢性代謝性アシドーシス

pH 7.35, PaCO$_2$ 43.9mmHg, PaO$_2$ 78mmHg, HCO$_3^-$ 23.6mmol/L, BE −1.6mmol/L

　吸入酸素濃度や人工呼吸器設定を変えてすぐに採血すると，変更前の条件の影響を受ける可能性があります．これを考慮しないと，酸素化能やPaCO$_2$の評価を誤る可能性があります．

　症例②は，安定期の慢性腎臓病症例の血液ガス分析結果です．第5章の「⑧腎疾患」の項で説明したように，慢性腎臓病では多くの場合代謝性アシドーシスになります．呼吸器疾患がなければ呼吸性代償が働くので，通常は慢性代謝性アシドーシスになります．確かに，BEが−2mmol/Lよりも低いため代謝性アシドーシスのようにも見えます．PaCO$_2$も低いので呼吸性代償のように見えます．しかし，pHが7.40より大きいのでアルカローシスが酸塩基平衡異常の本態と捉え，呼吸性アルカローシス＋代謝性代償すなわち慢性呼吸性アルカローシスと判定するのが教科書通りの診断になります．もしこの酸塩基平衡診断が正しいなら，敗血症や頭蓋内出血など呼吸性アルカローシスを誘発する何らかの病態を併発していることが示唆されるので，精査が必要になります．しかし，この症例にはそのような病態を疑う病歴や所見はありませんでした．後に患者さんに聴いてみたところ，動脈穿刺の採血に手間取ったので，痛くて呼吸が荒くなったとのことでした．つまり，一時的に過換気となってPaCO$_2$が普段より低下していたものと推測されます．

　入院中に，再度血液ガス分析を行う機会がありました．このときの値は次の通りです．

pH 7.37, PaCO$_2$ 34.5mmHg, HCO$_3^-$ 19.4mmol/L, BE −4.8mmol/L

　この酸塩基平衡診断は慢性代謝性アシドーシスです．この患者さんの病態に一致します．呼吸は，感情の影響を受けて変化します．意識的に呼吸を止めることや過換気にすることも可能です．いつもと違う状態で採血すると，このように全く違う診断になってしまうことがあります．患者背景で説明できない血液ガス分析結果が得られた場合は，安定しない状態での検査だったことを疑い，再検も考慮します．

第 7 章

練習問題

　この章では13問の練習問題を用意しました．第6章で学んだ酸塩基平衡の4ス
テップ診断法をマスターするために活用してください．

　設問文自体がヒントになっていて，穴埋め形式で解き進めることができます．あ
る程度自信がついたら，検査結果のデータだけを見て解いてみてください．よくわ
からない方は，解説を参考にしてください．間違えやすいポイントも記載していま
す．

　問題**12**と**13**は，4ステップ法による分析も含め，検査結果のデータを見ただけ
では解けない意地悪な問題を選びました．「検査データだけで患者さんのすべてを
理解できるわけではない」という警鐘を兼ねて取り上げてみました．最終的には患
者さんの病歴や身体所見も含めて総合的に判断することが重要です．

難易度：★☆☆

pH 7.40, PaCO$_2$ 39.2 mmHg, HCO$_3^-$ 23.7 mmol/L, BE −0.5mmol/L

ステップ1

まず，酸塩基平衡が正常かどうかを診断します．

pH・PaCO$_2$・BEの3項目を基準範囲と照らし合わせます．pHは7.40で基準範囲の（Q1　　　　　　　　）に入っているので正常，PaCO$_2$は39.2mmHgで基準範囲の（Q2　　　　　　　　　）に入っているので正常，BEは−0.5mmol/Lで基準範囲の（Q3　　　　　　　　　）に入っているので正常です．

したがって，3項目とも正常なので，（Q4　　　　　　　　　　）と診断できます．

解 説

　できれば，pH・PaCO$_2$・BEの基準範囲は覚えてください．覚えるまでは，メモなどに記載していつでも参照できるようにしておいてください．この3項目のすべてが基準範囲内にあるときは酸塩基平衡正常です．どれか1つでも基準範囲を外れているときは酸塩基平衡異常です．

　酸塩基平衡に異常がないときは，ステップ1だけで診断完了です．ステップ2以降に進む必要はありません．

A1. 7.35〜7.45　　**A2.** 35〜45mmHg　　**A3.** −2〜+2mmol/L　　**A4.** 酸塩基平衡正常

| 問題 2 | pH 7.32,　PaCO$_2$ 53.7 mmHg,　HCO$_3^-$ 27.1 mmol/L,　BE ＋1.2 mmol/L |

ステップ1　pHは7.32で基準範囲の（Q1　　　　　　　　）より低いので異常，PaCO$_2$は53.7 mmHgで基準範囲の（Q2　　　　　　　　）より高いので異常，BEは＋1.2 mmol/Lで基準範囲の（Q3　　　　　　　）に入っているので正常です．2項目に異常があり，「3項目とも正常」という条件を満たさないので（Q4　　　　　　　　）と診断できます．

ステップ2　（Q5　　　　）は（Q6　　　　　　）より低いので（Q7　　　　　　　　　）と診断できます．

ステップ3　（Q7）の表（p.38の表3もしくは図11）を参照します．（Q8　　　　　　　）は基準範囲より高いので，（Q7）の原因になります．（Q9　　　　　）は基準範囲内なので（Q7）の原因になりません．したがって，（Q10　　　　　）因子だけの異常なので（Q11　　　　　　　　　　）と診断できます．

ステップ4　（Q10）因子でないほうの（Q12　　　　　　　）因子は基準範囲内にあり，（Q13　　　　　　）は見られないので，最終診断は（Q14　　　　　　　）となります．

A1.　7.35〜7.45　　A2.　35〜45 mmHg　　A3.　−2〜＋2 mmol/L　　A4.　酸塩基平衡異常　　A5.　pH
A6.　7.40　　A7.　アシドーシス　　A8.　PaCO$_2$　　A9.　BE　　A10.　呼吸性　　A11.　呼吸性アシドーシス
A12.　代謝性　　A13.　代償反応　　A14.　急性呼吸性アシドーシス

解 説

　ステップ1では酸塩基平衡が正常かどうかの診断をします．pH・$PaCO_2$・BEの3項目を基準範囲と照らし合わせます．酸塩基平衡異常があれば，ステップ2でアシドーシスかアルカローシスかを判断します．pHが7.40より低ければアシドーシス，高ければアルカローシスです．ここで大事なことは，ステップ1で用いた7.35～7.45を基準値とするのではなく，7.40より高いか低いかで分けることです．この症例のpHは7.32で，7.40より低いのでアシドーシスと診断します．

　ステップ3では，そのアシドーシスの原因を調べます．呼吸性因子の$PaCO_2$は45 mmHgより高いので，アシドーシスの原因になります．原因が1つ見つかっても，必ずもう一方も検討します．BEは−2 mmol/Lより低ければアシドーシスの原因ですが，症例では+1.2 mmol/Lなので満たしません．したがって，呼吸性因子だけが異常なので呼吸性アシドーシスとなります．

　一方の因子だけが異常の場合は，他方の因子が代償反応をしているかどうかをステップ4で確認します．この場合は呼吸性アシドーシスなので，BEが+2 mmol/Lより大きくなっていれば代償反応ありと診断できます．しかし+1.2 mmol/Lなので満たしません．代償反応がある場合を「慢性」，ない場合を「急性」というので，この症例の最終診断は急性呼吸性アシドーシスとなります．

難易度：★★★

問題 3

pH 7.39，PaCO$_2$ 46.6 mmHg，
HCO$_3^-$ 27.9 mmol/L，BE ＋ 3.1 mmol/L

ステップ1　pHは（Q1　　　　　），PaCO$_2$は（Q2　　　　　　），BEは（Q3　　　　）
なので，酸塩基平衡は（Q4　　　　　）です．

ステップ2　pHは（Q5　　　　　）より低いので，基本の病態は（Q6
　　　　　）と考えられます．

ステップ3　（Q6）の原因は，（Q7　　　　）が（Q8　　　　　）ことではなく，（Q9
　　　　）が（Q10　　　　　）ことなので，（Q11
　　　　）と診断できます．

ステップ4　もう一方の因子である（Q12　　　　　　　　　　）は基準範囲を超えて
高いので，最終診断は（Q13　　　　　　　　　　）です．

A1．正常　　A2．異常　　A3．異常　　A4．異常　　A5．7.40　　A6．アシドーシス　　A7．BE　　A8．低い
A9．PaCO$_2$　　A10．高い　　A11．呼吸性アシドーシス　　A12．BE または 代謝性因子　　A13．慢性呼吸性アシ
ドーシス

解 説

　ステップ1では，必ずpH・$PaCO_2$・BEの3項目すべてをチェックします．この症例の
pHは7.39で基準範囲内ですが，$PaCO_2$・BEに異常があるので酸塩基平衡は異常です．
pHだけをみて「酸塩基平衡正常」と診断してしまう方が多いので，要注意ポイントです．

　ステップ2でアシドーシス／アルカローシスを診断する基準は，pHが7.40より高いか
低いかです．「7.35より低い」または「7.45より高い」ではないことに注意しましょう．

　ステップ3では異常の原因を探りますが，必ず呼吸性と代謝性の両方をチェックしま
す．この症例では呼吸性因子だけがアシドーシスの原因なので，診断は呼吸性アシドー
シスです．もし代謝性因子もアシドーシスの基準を満たしていたら，診断は混合性アシド
ーシスです．一方の因子を見つけただけで早合点しないようにしましょう．

　ステップ4では，他方の因子の代償反応があるかどうかを調べます．この症例では，呼
吸性アシドーシスによるpH低下を抑制するように，BEが基準範囲の上限を超えて上昇
しています．つまり代償反応が認められるので「慢性」ということになります．このよう
に代償反応が十分に働いていると，pHは基準範囲内にあることが多くなり，7.40にかな
り近くなることもあります．

問題 4

pH 7.46, PaCO₂ 32.8 mmHg,
HCO₃⁻ 23.0 mmol/L, BE ＋0.1 mmol/L

ステップ1　pHは（Q1　　　　），PaCO₂は（Q2　　　　　），BEは（Q3　　　　　）
なので，酸塩基平衡は（Q4　　　　）です.

ステップ2　pHは（Q5　　　　　）より高いので，基本の病態は（Q6　　　　
　　　　）と考えられます.

ステップ3　（Q6）の原因は，（Q7　　　　　）が（Q8　　　　　）ことではなく，（Q9　
　　　　）が（Q10　　　　　）ことなので（Q11　　　　
　　　　）と診断できます.

ステップ4　もう一方の因子である（Q12　　　　　　　　　）は基準範囲内なので，
最終診断は（Q13　　　　　　　　　）です.

解説

　ステップ1では，必ずpH・PaCO₂・BEの3項目すべてをチェックします. 3項目すべて
基準範囲内のときだけが酸塩基平衡正常です. どれか1項目でも基準範囲外なら酸塩基平
衡異常となります.

　ステップ2のpHの判断基準は7.40です. 7.35や7.45ではないことに注意しましょう.

　ステップ3では必ず両方の因子をチェックします. ここでは，呼吸性因子だけがアルカ
ローシスの原因です.

　ステップ4では代償反応の有無を見ます. 呼吸性アルカローシスの場合は，代謝性因子
のBEが基準範囲の下限を超えて低下していれば代償ありです. ここでは＋0.1 mmol/L
で，－2 mmol/Lより低くないので代償反応を生じていません.

A1. 異常　**A2.** 異常　**A3.** 正常　**A4.** 異常　**A5.** 7.40　**A6.** アルカローシス　**A7.** BE　**A8.** 高い
A9. PaCO₂　**A10.** 低い　**A11.** 呼吸性アルカローシス　**A12.** BE または 代謝性因子　**A13.** 急性呼吸性ア
ルカローシス

難易度：★★★

問題5

pH 7.43, PaCO$_2$ 27.4 mmHg,
HCO$_3^-$ 17.7 mmol/L, BE -5.5 mmol/L

ステップ1　pHは（Q1　　　　　），PaCO$_2$は（Q2　　　　　），BEは（Q3　　　　）なので，酸塩基平衡は（Q4　　　　）です．

ステップ2　pHは（Q5　　　　　）より高いので，基本の病態は（Q6　　　　　）と考えられます．

ステップ3　（Q6）の原因は，（Q7　　　　　）が（Q8　　　　　）ことではなく，（Q9　　　　　）が（Q10　　　　　）ことなので（Q11　　　　　）と診断できます．

ステップ4　もう一方の因子である（Q12　　　　　　　　　）は基準範囲以下なので，最終診断は（Q13　　　　　　　　　）です．

解 説

　ステップ1では，必ずpH・PaCO$_2$・BEの3項目すべてをチェックします．3項目すべて基準範囲内にあるときだけが酸塩基平衡正常です．pHは基準範囲内ですが，他の項目が基準範囲外なので酸塩基平衡は異常です．

　ステップ2のpHの判断基準は7.40です．7.35以下がアシドーシス，7.45以上がアルカローシスと考えてしまうと診断ができません．基準値としての7.35や7.45は，ステップ2では使用しません．

　ステップ3では必ず両方の因子をチェックします．ここでは，呼吸性因子だけがアルカローシスの原因です．

　ステップ4では代償反応の有無を見ます．呼吸性アルカローシスの場合は，代謝性因子のBEが基準範囲の下限を超えて低下していれば代償ありです．ここでは-5.5 mmol/Lで，-2 mmol/Lより低いので代償反応を生じていると判断します．

A1. 正常　　A2. 異常　　A3. 異常　　A4. 異常　　A5. 7.40　　A6. アルカローシス　　A7. BE　　A8. 高い
A9. PaCO$_2$　　A10. 低い　　A11. 呼吸性アルカローシス　　A12. BE または 代謝性因子　　A13. 慢性呼吸性アルカローシス

問題 6

pH 7.36，PaCO₂ 36.9 mmHg,
HCO₃⁻ 20.5 mmol/L，BE −3.9 mmol/L

ステップ1　pHは（Q1　　　　　），PaCO₂は（Q2　　　　　　），BEは（Q3　　　　　）
なので，酸塩基平衡は（Q4　　　　　）です．

ステップ2　pHは（Q5　　　　　）より低いので，基本の病態は（Q6
　　　　　）と考えられます．

ステップ3　（Q6）の原因は，（Q7　　　　　　）が（Q8　　　　　）ことではなく，
（Q9　　　　　）が（Q10　　　　　　）ことなので，（Q11
　　　　　）と診断できます．

ステップ4　もう一方の因子である（Q12　　　　　　　　）は基準範囲内なので，
最終診断は（Q13　　　　　　　　）です．

A1. 正常　　A2. 正常　　A3. 異常　　A4. 異常　　A5. 7.40　　A6. アシドーシス　　A7. PaCO₂　　A8. 高い
A9. BE　　A10. 低い　　A11. 代謝性アシドーシス　　A12. PaCO₂ または 呼吸性因子　　A13. 急性代謝性アシ
ドーシス

解 説

　ステップ1ではpH・$PaCO_2$・BEの3項目すべてをチェックします．3項目すべて基準範囲内にあるときだけが酸塩基平衡正常です．pHは基準範囲内ですが，それだけでアシドーシスやアルカローシスがないとは診断できません．この症例ではBEが基準範囲外なので酸塩基平衡異常となります．

　ステップ2のpHの判断基準は7.40です．7.35や7.45ではないことに注意しましょう．pHが7.40より小さいので基本の病態はアシドーシスです．

　ステップ3では必ず両方の因子をチェックします．呼吸性因子である$PaCO_2$は45 mmHgより高くないのでアシドーシスの原因になりません．代謝性因子であるBEは－2 mmol/Lより低いのでアシドーシスの原因になります．

　ステップ4では代償反応の有無を見ます．代謝性アシドーシスの場合は，呼吸性因子の$PaCO_2$が基準範囲の下限である35 mmHgを超えて低下していれば代償ありです．ここでは36.9 mmHgなので代償反応を生じていません．

　この症例のように軽度の酸塩基平衡異常の場合，代償を生じていなくてもpHは基準範囲内のことがあります．

問題 7

pH 7.38，PaCO$_2$ 31.0 mmHg，
HCO$_3^-$ 17.9 mmol/L，BE $-$5.8 mmol/L

ステップ1 pHは（Q1　　　　），PaCO$_2$は（Q2　　　　　），BEは（Q3　　　　）
なので，酸塩基平衡は（Q4　　　　）です．

ステップ2 pHは（Q5　　　　）より低いので，基本の病態は（Q6
　　　　）と考えられます．

ステップ3 （Q6）の原因は，（Q7　　　　）が（Q8　　　　）ことではなく，
（Q9　　　　）が（Q10　　　　）ことなので（Q11
　　　　）と診断できます．

ステップ4 もう一方の因子である（Q12　　　　　　　　　）は基準範囲下限より
低下しているので，最終診断は（Q13　　　　　　　　　　）です．

解 説

　ステップ1ではpH・PaCO$_2$・BEの3項目すべてをチェックします．3項目すべて基準範囲内にあるときだけが酸塩基平衡正常です．pHは基準範囲内ですが，それだけでアシドーシスやアルカローシスがないとは診断できません．この症例ではPaCO$_2$やBEが基準範囲外なので酸塩基平衡異常となります．

　ステップ2のpHの判断基準は7.40です．7.35や7.45ではないことに注意しましょう．7.40より小さいので基本の病態はアシドーシスです．

　ステップ3では必ず両方の因子をチェックします．呼吸性因子であるPaCO$_2$は45 mmHgより高くないのでアシドーシスの原因になりません．代謝性因子であるBEは$-$2 mmol/Lより低いのでアシドーシスの原因になります．

　ステップ4では代償反応の有無を見ます．代謝性アシドーシスの場合は，呼吸性因子のPaCO$_2$が基準範囲の下限である35 mmHgを超えて低下していれば代償ありです．ここでは31.0 mmHgなので代償反応を生じていると判断します．

A1. 正常　　A2. 異常　　A3. 異常　　A4. 異常　　A5. 7.40　　A6. アシドーシス　　A7. PaCO$_2$　　A8. 高い
A9. BE　　A10. 低い　　A11. 代謝性アシドーシス　　A12. PaCO$_2$ または 呼吸性因子　　A13. 慢性代謝性アシドーシス

問題 8

pH 7.48,　$PaCO_2$ 39.0 mmHg,
HCO_3^- 28.6 mmol/L,　BE ＋5.1 mmol/L

ステップ1　pHは（Q1　　　　　　），$PaCO_2$は（Q2　　　　　），BEは（Q3　　　　　）なので，酸塩基平衡は（Q4　　　　　）です．

ステップ2　pHは（Q5　　　　　）より高いので，基本の病態は（Q6　　　　　）と考えられます．

ステップ3　（Q6）の原因は，（Q7　　　　　）が（Q8　　　　　）ことではなく，（Q9　　　　）が（Q10　　　　）ことなので（Q11　　　　　）と診断できます．

ステップ4　もう一方の因子である（Q12　　　　　　　　）は基準範囲内なので，最終診断は（Q13　　　　　　　　　）です．

解 説

　ステップ1ではpH・$PaCO_2$・BEの3項目すべてをチェックします．3項目すべて基準範囲内にあるときだけが酸塩基平衡正常です．この症例ではpHとBEが基準範囲外なので酸塩基平衡異常となります．

　ステップ2のpHの判断基準は7.40です．7.35や7.45ではないことに注意しましょう．7.40より大きいので基本の病態はアルカローシスです．

　ステップ3では必ず両方の因子をチェックします．呼吸性因子である$PaCO_2$は35 mmHgより低くないのでアルカローシスの原因になりません．代謝性因子であるBEは＋2 mmol/Lより高いのでアルカローシスの原因になります．

　ステップ4では代償反応の有無を見ます．代謝性アルカローシスの場合は，呼吸性因子の$PaCO_2$が基準範囲の上限である45 mmHgを超えて上昇していれば代償ありです．ここでは39.0 mmHgなので代償反応を生じていません．

A1. 異常　　A2. 正常　　A3. 異常　　A4. 異常　　A5. 7.40　　A6. アルカローシス　　A7. $PaCO_2$
A8. 低い　　A9. BE　　A10. 高い　　A11. 代謝性アルカローシス　　A12. $PaCO_2$ または 呼吸性因子
A13. 急性代謝性アルカローシス

問題 9　pH 7.45，PaCO₂ 47.9 mmHg，HCO₃⁻ 32.8 mmol/L，BE ＋8.1 mmol/L

ステップ1　pHは（Q1　　　　　），PaCO₂は（Q2　　　　　），BEは（Q3　　　　）
なので，酸塩基平衡は（Q4　　　　　）です．

ステップ2　pHは（Q5　　　　　　　）より高いので，基本の病態は（Q6
　　　　　）と考えられます．

ステップ3　(Q6) の原因は，（Q7　　　　　　）が（Q8　　　　　）ことではなく，
（Q9　　　　）が（Q10　　　　　　）ことなので，（Q11
　　　　　）と診断できます．

ステップ4　もう一方の因子である（Q12　　　　　　　　　　）は基準範囲より高い
ので，最終診断は（Q13　　　　　　　　　　）です．

解 説

　ステップ1では，pH・PaCO₂・BEの3項目すべてをチェックします．3項目すべて基準範囲内にあるときだけが酸塩基平衡正常です．pHは基準範囲内ですが，それだけでアシドーシスやアルカローシスがないとは診断できません．この症例ではPaCO₂とBEが基準範囲外なので酸塩基平衡異常となります．

　ステップ2のpHの判断基準は7.40です．7.35や7.45ではないことに注意しましょう．7.40より大きいので基本の病態はアルカローシスです．

　ステップ3では，必ず両方の因子をチェックします．呼吸性因子であるPaCO₂は35 mmHgより低くないのでアルカローシスの原因になりません．代謝性因子であるBEは＋2 mmol/Lより高いのでアルカローシスの原因になります．

　ステップ4では代償反応の有無を見ます．代謝性アルカローシスの場合は，呼吸性因子のPaCO₂が基準範囲の上限である45 mmHgを超えて上昇していれば代償ありです．ここでは47.9 mmHgと上昇しているので代償反応を生じています．

A1. 正常　　A2. 異常　　A3. 異常　　A4. 異常　　A5. 7.40　　A6. アルカローシス　　A7. PaCO₂
A8. 低い　　A9. BE　　A10. 高い　　A11. 代謝性アルカローシス　　A12. PaCO₂ または 呼吸性因子
A13. 慢性代謝性アルカローシス

難易度：★★★

問題 10

pH 7.30，PaCO$_2$ 48.8 mmHg，
HCO$_3^-$ 23.1 mmol/L，BE −2.8 mmol/L

ステップ1　pHは（Q1　　　　），PaCO$_2$は（Q2　　　　），BEは（Q3　　　）
なので，酸塩基平衡は（Q4　　　）です．

ステップ2　pHは（Q5　　　）より低いので，基本の病態は（Q6
　　　）と考えられます．

ステップ3　（Q6）の原因は，（Q7　　　　）が高いことと（Q8　　　）が低い
ことの両方なので，（Q9　　　　　　）と診断できます．

解　説

　ステップ1ではpH・PaCO$_2$・BEの3項目すべてをチェックします．3項目すべて基準範囲内にあるときだけが酸塩基平衡正常です．この症例では3項目とも基準範囲外なので酸塩基平衡異常となります．

　ステップ2のpHの判断基準は7.40です．7.35や7.45ではないことに注意しましょう．7.40より小さいので基本の病態はアシドーシスです．

　ステップ3ではアシドーシスの原因を探します．呼吸性因子であるPaCO$_2$は45 mmHgより高いのでアシドーシスの原因になります．原因が1つ見つかっても，これで診断終了にしてはいけません．必ずもう一方の代謝性因子も見てみます．BEは−2 mmol/Lより低いので，これもアシドーシスの原因になります．したがって，アシドーシスの原因はPaCO$_2$とBEの両方になります．

　両方の因子がアシドーシスの場合，それを代償する因子が残っていません．急性／慢性の区別はないので，ステップ4の評価は不要です．

A1. 異常　　A2. 異常　　A3. 異常　　A4. 異常　　A5. 7.40　　A6. アシドーシス　　A7. PaCO$_2$
A8. BE　　A9. 混合性アシドーシス

問題11

pH 7.50, PaCO₂ 34.8 mmHg,
HCO₃⁻ 26.7 mmol/L, BE ＋3.8 mmol/L

ステップ1 pHは（Q1　　　　　），PaCO₂は（Q2　　　　　　），BEは（Q3　　　　　）
なので，酸塩基平衡は（Q4　　　　　）です．

ステップ2 pHは（Q5　　　　　）より高いので，基本の病態は（Q6
　　　　　）と考えられます．

ステップ3 （Q6）の原因は，（Q7　　　　　）が低いことと（Q8　　　　　）が高い
ことなので，（Q9　　　　　　　　）と診断できます．

解 説

　ステップ1ではpH・PaCO₂・BEの3項目すべてをチェックします．3項目すべて基準範
囲内にあるときだけが酸塩基平衡正常です．この症例では3項目すべてが基準範囲外なの
で酸塩基平衡異常となります．

　ステップ2のpHの判断基準は7.40です．7.35や7.45ではないことに注意しましょう．
7.40より大きいので基本の病態はアルカローシスです．

　ステップ3ではアルカローシスの原因を探します．呼吸性因子であるPaCO₂は
35 mmHgより低いのでアルカローシスの原因になります．原因が1つ見つかっても，こ
れで診断終了にしてはいけません．必ずもう一方の代謝性因子も見てみます．BEは
＋2 mmol/Lより高いので，これもアルカローシスの原因になります．したがって，アル
カローシスの原因はPaCO₂とBEの両方になります．

　両方の因子がアルカローシスの場合，それを代償する因子が残っていません．急性／慢
性の区別はないので，ステップ4の評価は不要です．

A1. 異常　　A2. 異常　　A3. 異常　　A4. 異常　　A5. 7.40　　A6. アルカローシス　　A7. PaCO₂
A8. BE　　A9. 混合性アルカローシス

問題 12

pH 7.42,　PaCO$_2$ 18.8 mmHg,
HCO$_3^-$ 11.9 mmol/L,　BE － 10.9 mmol/L

ステップ1　pHは（Q1　　　　　），PaCO$_2$は（Q2　　　　　），BEは（Q3　　　　）
なので，酸塩基平衡は（Q4　　　　　）です．

ステップ2　pHは（Q5　　　　　）より高いので，基本の病態は（Q6　　　　
　　　　）と考えられます．

ステップ3　（Q6）の原因は，（Q7　　　　　）が（Q8　　　　　）ことではなく，（Q9
　　　　　）が（Q10　　　　　）ことなので（Q11
　　　　　）と診断できます．

ステップ5　もう一方の因子である（Q12　　　　　　　　　　）は基準範囲以下なので，
最終診断は（Q13　　　　　　　　　　）です．

実際の診断　この症例は，敗血症性ショックで病棟からICUに緊急入室した患者さん
でした．ショックによる（Q14　　　　　　）アシドーシスと細胞内アシ
ドーシスに起因する（Q15　　　　　　　　　）でこのような血
液ガスを呈していたと考えられます．

A1.　正常　　A2.　異常　　A3.　異常　　A4.　異常　　A5.　7.40　　A6.　アルカローシス　　A7.　BE　　A8.　高い
A9.　PaCO$_2$　　A10.　低い　　A11.　呼吸性アルカローシス　　A12.　BE または 代謝性因子　　A13.　慢性呼吸性ア
ルカローシス　　A14.　代謝性　　A15.　呼吸性アルカローシス

解 説

　ステップ1では，必ずpH・PaCO$_2$・BEの3項目すべてをチェックします．pHは基準範囲内ですが，他の項目が基準範囲外なので酸塩基平衡は異常です．

　ステップ2のpHの判断基準は7.40です．pHは7.42で7.35〜7.45の範囲内ですが，7.40より高いので，ステップ1で診断した酸塩基平衡異常はアルカローシスということになります．

　ステップ3では必ず両方の因子をチェックします．アルカローシスになる原因は，PaCO$_2$が低いことだけです．BEは＋2 mmol/Lより高くないのでアルカローシスにはなりません．したがって，呼吸性アルカローシスとなります．

　ステップ4では代償反応の有無を見ます．呼吸性アルカローシスの場合は，代謝性因子のBEが基準範囲の下限を超えて低下していれば代償ありです．ここでは−10.9 mmol/Lで，−2 mmol/Lより低いので代償反応を生じていると判断します．

　紹介した4ステップ診断法ではこのように診断されますが，この症例の実際の診断は，呼吸性アルカローシス＋代謝性アシドーシスでした．4ステップ診断法は，数字の大小に基づいて機械的に診断を進める方法です．最終的には患者背景や臨床所見を加味し，矛盾の有無を検討したうえで診断を決定する必要があります．「慢性呼吸性アルカローシス」という診断は，急性発症の敗血症患者の血液ガス分析結果としては不適切です．しかし，PaCO$_2$は18.8 mmHgで，高度の呼吸性アルカローシスがあることに間違いはありません．BEは−10.9 mmol/Lと低下の程度が非常に大きいことを考慮すると，呼吸性アルカローシスの代償ではなく高度のアシドーシスが同時に存在していると考えたほうが自然です．そうすると原疾患に矛盾しない解釈ができます．

　もう一つ気になる点といえば，pHが7.42とあまりにも7.40に近い値です．PaCO$_2$が18.8 mmHgという非常に強い呼吸性アルカローシスを代償するにしては，BEの変化が大きすぎます．実は代償には限界があり，そのための簡易式も提案されていますが絶対的な指標ではありません．最終的には臨床所見も含めて総合的に診断することになります．

　このように2因子が合併した酸塩基平衡異常は，残念ながら4ステップ診断法で診断できません．しかし，4ステップ診断法が無意味とは思いません．酸塩基平衡の初学者が血液ガス分析を理解するうえでとても簡単なツールだからです．血液ガス分析結果の機械的な解析と，臨床所見も加味した酸塩基平衡診断は別なものであると第5章の冒頭（p.51）で説明しました．4ステップ診断法は，第1段階の機械的解析には十分に役立つと考えます．

難易度：★★★

問題 13

pH 7.41，PaCO$_2$ 45.5 mmHg，
HCO$_3^-$ 28.0 mmol/L，BE ＋3.4 mmol/L

ステップ1　pHは（Q1　　　），PaCO$_2$は（Q2　　　），BEは（Q3　　　）
なので，酸塩基平衡は（Q4　　　）です．

ステップ2　pHは（Q5　　　）より高いので，基本の病態は（Q6
　　　）と考えられます．

ステップ3　（Q6）の原因は，（Q7　　　）が（Q8　　　）ことではなく，
（Q9　　　）が（Q10　　　）ことなので，（Q11
　　　）と診断できます．

ステップ4　もう一方の因子である（Q12　　　　　　）は基準範囲より高い
ので，最終診断は（Q13　　　　　　　）です．

実際の診断　この症例は，感冒を契機に慢性閉塞性肺疾患（COPD）が急性増悪し，
ICUに緊急入室した患者さんでした．重症のCOPDで長い通院歴があり，
気管支拡張薬の吸入や去痰薬に加えてループ利尿薬であるフロセミドを処
方されていました．これらの背景を考慮すると，（Q14　　　　　）アシ
ドーシスと（Q15　　　　）アルカローシスの合併と考えるのが自然
です．

A1. 正常　　A2. 異常　　A3. 異常　　A4. 異常　　A5. 7.40　　A6. アルカローシス　　A7. PaCO$_2$
A8. 低い　　A9. BE　　A10. 高い　　A11. 代謝性アルカローシス　　A12. PaCO$_2$ または 呼吸性因子
A13. 慢性代謝性アルカローシス　　A14. 呼吸性　　A15. 代謝性

解 説

　ステップ1では酸塩基平衡の異常の有無をチェックします．pHは基準範囲内ですが，$PaCO_2$とBEが基準範囲外なので酸塩基平衡異常となります．

　ステップ2のpHの判断基準は7.40です．わずかですが7.40より大きいので基本の病態はアルカローシスです．

　ステップ3では必ず両方の因子をチェックします．呼吸性因子である$PaCO_2$は35 mmHgより低くないのでアルカローシスの原因になりません．代謝性因子であるBEは＋2 mmol/Lより高いのでアルカローシスの原因になります．

　ステップ4では代償反応の有無を見ます．代謝性アルカローシスの場合は，呼吸性因子の$PaCO_2$が基準範囲の上限である45 mmHgを超えて上昇していれば代償ありです．ここでは45.5 mmHgと上昇しているので代償反応を生じています．

　この検査結果は，4ステップ診断法では慢性代謝性アルカローシスとなりました．定時内服しているフロセミドによる代謝性アルカローシスがあり，それを代償するために$PaCO_2$が軽度上昇していると考えれば説明はつきます．しかし，患者背景を加味すれば，COPDによる呼吸性アシドーシスと，フロセミド内服の結果生じる代謝性アルカローシスの合併でも十分納得のいく解釈になります．

　もう一つ別の解釈も可能です．診察時に緊張して，あるいは動脈採血が痛くていつもより過換気になっていたらどうでしょう．普段の$PaCO_2$は今回の検査結果より少し高く，48 mmHgだったとしたらpHは7.39程度になります．その場合の診断はどうなるでしょうか．4ステップ法で解けば，pHが7.40より低いので基本の病態はアシドーシスとなります．その原因は$PaCO_2$の上昇で，代謝性の代償もあるので診断は慢性呼吸性アシドーシスとなります．当初の診断とは全く異なることになりますが，臨床所見と合わせて考えればCOPDによる呼吸性アシドーシス＋代謝性代償として説明できます．

　なんとなくモヤモヤしたものが残りますが，1回の採血結果では体内の複雑な病態はうかがい知れないというところでしょうか．練習問題 12 でも解説したように，4ステップ診断法は2因子の異常が合併した病態を診断できません．練習問題 13 のようなデータの場合は，他の解析法でも診断できません．最終的には臨床経過を加味しつつ，検査を反復することで真の病態を明らかにすることができます．

●索　引●

● 著者紹介

大塚 将秀（おおつか まさひで）　横浜市立大学附属市民総合医療センター
診療教授 集中治療部長

略歴

横浜市立大学医学部 卒業

横浜市立大学医学部麻酔科，藤沢市民病院麻酔科（ICU担当），横浜労災病院集中治療室，横浜市立大学附属病院集中治療部などを経て，2011年4月より現職

医師・医学博士
日本専門医機構麻酔専門医
日本麻酔科学会指導医
日本集中治療医学会集中治療専門医
日本呼吸療法医学会呼吸療法専門医

本書籍の訂正などの最新情報は，当社ホームページ
（https://www.sogo-igaku.co.jp）をご覧ください.

Dr.大塚式 4ステップ診断法でマスターする
血液ガスドリル

2024年2月25日発行　　　　　　　　　　第1版第1刷ⓒ

著　者　　**大塚 将秀**（おおつか まさひで）

発行者　　**渡 辺 嘉 之**

発行所　株式会社　**総合医学社**

〒101-0061　東京都千代田区神田三崎町1-1-4
電話 03-3219-2920　FAX 03-3219-0410
URL：https://www.sogo-igaku.co.jp

Printed in Japan　　　　　　　　　　　　日本ハイコム株式会社
ISBN 978-4-88378-490-5